大麻使用は犯罪か？

大麻政策と
ダイバーシティ

石塚伸一・加藤武士・長吉秀夫・
正高佑志・松本俊彦［編著］

現代人文社

大麻使用は犯罪か？
大麻政策とダイバーシティ（多様性）

いま、この国で新しい犯罪が作られようとしている。日本には、大麻取締法という法律があって、大麻を使う行為は違法なであり、処罰されると思っている人が多いと思う。しかし、それは間違いである。

『大麻取締法』[1]の第3条は、免許をもった大麻取扱者でなければ、大麻を所持し、栽培し、譲り受け、譲り渡し、または研究のため使用してはならないと規定する（1項）。有資格の大麻所持者は、正当な目的以外に使用してはならない（2項）。したがって、自己のための使用は、犯罪ではない。たしかに、ほとんどの使用の過程で所持することになるだろう。しかし、建前として、使用行為自体は処罰されていないのである。有り体に言えば、「大麻使用は、犯罪ではない」のである。

ところが、これまで犯罪とはされてこなかった、少なくとも処罰はされてこなかった大麻の使用を犯罪にしようという動きがある。処罰してこなかったことには、それなりの理由があるはずである。日本において薬物事犯は、法で罰されるだけでなく、被疑者として逮捕され、世間からは犯人扱いされる。マスコミは背徳者の烙印を貼り、それまで生活してきた社会から抹殺される。

わたしたちは、これまで、四半世紀にわたって、国の内外の薬物事情や薬物政策を研究してきた。その結論は、薬物の使用者に対する厳罰主義は、当事者にも、社会にも有害であり、ドラッグ・コー

ト（薬物専門裁判所）のようなダイバージョン政策も、薬物使用自体を犯罪とみなす点で薬物政策として限界がある、ということであった。もし、使用者が依存症なら、病からの回復には、治療や支援が必要であり、処罰や干渉は「百害あって一利なし」である。法的な介入はできるだけ避け、当事者主体の回復を支援する必要がある。

　このような考え方は「ハーム・リダクション（有害性の縮減）」と呼ばれ、研究者や実務家の間では常識になりつつある。国連麻薬委員会（UNCND）や世界保健機構（WHO）の基本方針にもなっている。それなのに、「何故、日本政府だけが」というのがわたしたちの疑問であり、本書の出発点である。

　2016年、このような問題意識を共有する仲間たちが集まってATA-netというチームを立ち上げた[2]。2019年には龍谷大学にATA-net研究センターが設立された。2020年1月、新センターの開設シンポジウムのメインゲストに米国におけるハーム・リダクション政策の先駆者であるイーサン・ネーデルマン（薬物政策同盟代表）[3]を招聘し、世界の薬物政策の動向と日本が進むべき道を考えることにした。彼のスピーチは、わたしたちの新たな戦いの予兆であった。

　その直後、日本政府が「大麻使用の犯罪化」を考えていることが明らかになり、厚生労働省に専門家の検討会議が発足した。この問題は、薬物問題や刑事司法に関心をもつ人たちだけのテーマではない。やってくるであろう大麻の「大量流入」を前に、わたしたちが「鎖国」を続けていることの是非を問うている。このまま、なんの準備もなく時の流れに押し流されていけば、個人にも、社会にも、大きな被害が予想される。わたしたちにできることはないのか。

　まずは、正確な情報を持ち、自分たちの頭で、科学的に思考する

ことから始めよう。これまでの失敗体験からも、薬物政策は、感情に流されず、科学的・合理的でなければならない。ところが、新型コロナウイルス流行の荒波の中で対面による学習の機会を持つことが禁じられた。そこで、リモート通信技術を活用し、2021年2月、少し古くさい「ティーチイン」というフレーズを使って公開研究会を始めた。同年6月の第12回アジア犯罪学会ではサイドイベントで課題共有型"えんたく"方式によるディスカッションを行った。第3部には、その様子が報告されている。

本書は、犯罪化法案の上程が俎上に載ろうとしているいま、多くの人たちに正確な情報を提供し、一緒に考えていただこうという意図で企画した。共同編者には、ティーチイン企画のコアメンバー3人に自然科学の専門家に加わっていただき、科学者のスタンスから冷静に情報を提供していただいている。執筆者は、わたしたちの「大麻使用の犯罪化は、多様性を重んじる自由な社会の創造を阻害する暴挙である」というメッセージに賛同していただいた方たちである。収録された論稿には、大麻の歴史や統計資料など、事実の記述について重複する部分もあるが、それぞれの執筆者の論証のプロセスを大切にした。ご容赦いただきたい。

出版事情の厳しい中、現代人文社の成澤壽信社長には、本書の出版を提案していただいた。協力していただいたみなさんに、心から御礼申し上げたい。

2022年1月10日

編著を代表して　石塚　伸一

1　『大麻取締法』（昭和23年法律第124号）。同法第1条は、「この法律で「大麻」とは、大麻草（カンナビス・サティバ・エル）及びその製品をいう。ただし、大麻草の成熟した茎及びその製品（樹脂を除く。）並びに大麻草の種子及びその製品を除く」と規定する。指定とは異なる大麻草やその製品は規制対象ではない。対象大麻草でも、茎や種子とその製品は対象外である。

2　このような問題意識を共有する仲間が集まって「多様なアディクション（嗜癖・嗜虐行動）からの回復を支援するネットワーク」を構築するため、あでしクションントランス・アドヴォカシー・ネットワーク」（Addiction Trans-Advocacy network：ATA-net）を立ち上げた。2017年度から科学技術開発機構・社会技術研究開発センター（JST/RISTEX）からの委託を受けて事業を展開している。龍谷大学は、2019年に事業協働者としてATA-net研究センターを設立した。詳しくは、下記のホームページ参照。https://ata-net.jp/

3　薬物政策同盟（Drug Policy Alliance）については、下記のホームページを参照。https://drugpolicy.org/

大麻使用は犯罪か？
科学的エビデンスで考える

石塚伸一 龍谷大学教授
加藤武士 一般社団法人回復支援の会代表理事

いしづか・しんいち 1954年、東京生まれ。中央大学法学部を卒業後、同大学大学院法学研究科博士後期課程退学。北九州市立大学法学部教授を経て、1998年に龍谷大学法学部に移籍。法務研究科教授を経て、現在、法学部法律学科教授。2014年から2020年まで日本犯罪社会学会会長、2016年から龍谷大学犯罪学研究センター長、2018年から2021年までアジア犯罪学会理事。主な著作に、『薬物政策への新たな挑戦──日本版ドラッグ・コートを越えて』(共著、日本評論社、2013年)、『刑事政策のパラダイム転換──市民の、市民による、市民のための刑事政策』(現代人文社、1996年) などがある。

かとう・たけし 1965年、京都府生まれ。木津川ダルク代表。薬物依存からの回復者。1995年より仲間と共に薬物を必要としない生き方を実践し続けている。2019年から龍谷大学ATA-netセンター嘱託研究員として、薬物依存と回復を研究している。2019年から相楽保護区保護司。

1 世界の動きに抗う日本
～大麻等の薬物対策のあり方検討会の発足～

　2019年1月、国連麻薬委員会 (CND) は、世界保健機関 (WHO) からの勧告を受けて、1961年『麻薬に関する単一条約』の「最も危険な薬物」のカテゴリーから大麻を削除することを決定した。2020年には同委員会は提案を可決した[1]。

　日本政府は、このような世界の動きに抗うように、2021年1月、厚生労働省内に「大麻等の薬物対策のあり方検討会」を立ち上げ、医療用大麻容認と大麻使用罪新設についての検討をはじめた[2]。会

議は拙速と思えるほど迅速に進められ、同年6月11日の第8回会議において最終意見がとりまとめられ、同月25日には「大麻等の薬物対策のあり方に関する基本的な方向について」[3]と題する報告書が公表された。大麻使用罪の新設については「大麻から製造された医薬品の不正使用の取締りや他の薬物法規との整合性の観点から、大麻の使用に対し罰則を科さない合理的な理由は見い出し難い」。また、「使用に対する罰則が規定されていないことが、『大麻を使用してもよい』というメッセージと受け止められかねない状況にあることから、他の薬物法規と同様、大麻の使用に対し罰則を科すことが必要である」との意見が多数を占めた。しかし、12名中3名の委員がこれに反対した。

2 大麻の有害性について ～科学的エビデンス～

国連薬物犯罪事務所 (UNODC) の報告によれば、「薬物政策に関する研究では、薬物使用障害のある多くの人々が刑事司法制度に組み込まれ、刑事司法制度内の多くの人々が薬物使用と物質使用障害の履歴を持ってる。また、物質使用障害の治療を提供すること (有罪判決または刑罰の代替を含む) は効果的な公衆衛生戦略であるとされている。これは投獄などが効果的解決方法でないことが、多くの論文によって報告されている」[4]という。薬物使用者に対する処罰は、当事者の社会とのつながりを断絶し、治療と回復を妨げる。なすべきは、社会保障や教育を充実させ、個人の健康被害を軽減しコミュニティへの害を縮減することである。これが現在の国際社会の共通認識だと言って良いであろう。

イギリスの著名な精神医学者にして神経精神薬理学者であるD・J・ナット (David John Nutt) は、2008年、「薬物乱用に関する諮問委

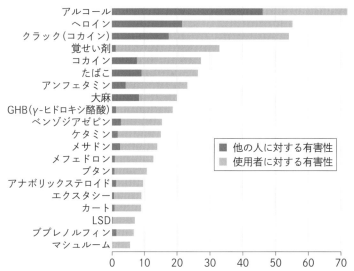

図表　薬物の有害性スコア（最大値100）

- アルコール
- ヘロイン
- クラック（コカイン）
- 覚せい剤
- コカイン
- たばこ
- アンフェタミン
- 大麻
- GHB（γ-ヒドロキシ酪酸）
- ベンゾジアゼピン
- ケタミン
- メサドン
- メフェドロン
- ブタン
- アナボリックステロイド
- エクスタシー
- カート
- LSD
- ブプレノルフィン
- マシュルーム

■ 他の人に対する有害性
■ 使用者に対する有害性

0　10　20　30　40　50　60　70

出典：薬物に関する独立科学評議会（D・ナットほか）「薬物の有害性に関するスコア」
（『ランセット』2010年）による。

員会（the Advisory Council on the Misuse of Drugs：ACMD）」の委員長に就任された。しかし、薬物の有害性をめぐって、有害性と厳罰化を強調する政府としばしば対立した。そして、ついに2009年、大麻が精神病を惹き起こすリスクや大麻関連犯罪の重罰化[5]をめぐって決定的な対立局面を迎えた。政府はナットを解任し、彼を支持する同僚たちと共に「薬物に関する独立科学評議会（Independent Scientific Committee on Drugs：ISCD）」を設立した。2010年11月、ナットは他の共同執筆者とともに「英国における薬物の有害性：多基準意思決定分析」と題する論文を発表し、薬物の使用者（個人）および他者（社会）に対する有害性を数量化してランク付けした。その結果、アルコールはヘロインやコカインより社会にとって有害であり、ヘロイ

ン、コカイン、覚醒剤（メタンフェタミン）は使用者とって最も有害な物質であることが明らかにとなった[6]。大麻については、社会（他者）に対しては、タバコの方がやや有害、個人（本人）にとっては睡眠導入剤（ベンゾジアゼピン）など治療薬と同程度の有害性であることが明らかになった（**図表**「薬物の可能性スコア（最大値100）」）[7]。

　総合評価では、アルコールが使用者にとっても社会にとっても有害性がずば抜けて高く、次がヘロインやコカイン、覚醒剤は社会よりも使用にとっての有害性が高い、コカインやタバコはそれに次ぐグループで、大麻はその下。睡眠導入剤や向精神薬などの治療薬より社会に対する有害性が若干高い。したがって、大麻は、提供の仕方を管理できれば、アルコールやヘロイン・コカイン・覚醒剤とは全く異なる。

3 世界の薬物政策

(1) ポルトガルの場合

　「大麻」や「マリファナ」に対する感情的・道徳的反感は別として、個人や社会に対する実害をできるだけ減らすという政策が合理的・効果的であることは誰に目から見ても明らかである。

　ポルトガルは、2001年からすべての薬物使用と使用目的所持を非刑罰化し、医療や福祉を充実させることで、薬物問題の解決に成功し、高い評価を得ている[8]。欧州連合の薬物政策問題に関する情報を包括的に収集している「欧州薬物および薬物依存モニタリング・センター（European Monitoring Centre for Drug and Drug Addiction：EMCDDA)）」のサイト「欧州対応ガイド（European Responses Guide)」の巻頭には、下記のような記述がある。

　「大麻問題に最も効果的な処遇方法とはなんであろう？　コカイ

ン使用の最新の動向にいかに対応すべきだろうか？　医療用薬物の乱用の予防の手助けにはどのような方法があるだろうか？　健康と薬物問題への社会的対応に関する2021年欧州ガイドは、実務家と立法者が薬物使用のマイナス効果との闘いを支援することを目指している。」[9]そこには、犯罪とか、処罰とかいう文字はない。

(2) カナダの場合

　カナダの2018年6月21日『大麻法 (Cannabis Act (S.C. 2018, c.16) 2018.06.21))』は、大麻 (カナビス) に関連する法律であり、『薬物および物質の規制に関する法律 (An Act respecting cannabis and to amend the Controlled Drugs and Substances Act)』、『刑法 (The Criminal Code)』その他の関連法律の一部を改正する法律である[10]。

　同法は、カナダ全土における大麻の製造、頒布、販売及び所持を管理するための厳格な法的枠組を策定することによって、また、未成年者による大麻の利用を防止すること、大麻による利益から犯罪者を排除すること、安全で合法的な大麻を成人が利用できるようにし、公衆の健康と安全を保護することを目的としている。具体的には、大麻使用は犯罪ではないが、所持等については、18歳以上の者は乾燥大麻を30グラムまで、12歳以上18歳未満については5グラムまで許されている。販売や輸出入については、許可を受けた業者のみが許される。個人は、18歳以上であれば、原則として、自宅で1家族4株以下の大麻草を栽培できる。発芽や開花していない大麻草についても4株までなら頒布することも許される。

(3) 日本の場合

　外務省は、カナダの2018年法を次のように紹介している[11]。

　カナダでは、「ヘロイン、コカイン、LSD等の薬物について、日

本と同様に使用，所持，携行が禁止されています。最近、カナダでは麻薬犯罪が急増していることから、治安当局も取締りを強化しており、不定期に疑わしい場所等に対する立入検査を行っています。麻薬を所持していた場合、官憲に身柄を拘束される上、不正売買を行っていれば、平均7年以上の懲役刑に処せられます。不正売買の事実が証明されない場合でも、6か月以上の懲役（初犯の場合）、または罰金刑、またはその併科の処罰となります。

- 入国時の検査は厳しく、入念であり、時には麻薬犬も使用されています。

- カナダでは、2018年10月17日から、18歳以上の成人による大麻（マリファナ）の所持・使用の一部が合法化されています。

- 2019年10月17日からは、大麻の有害成分を含む製品（食品の形状をしたもの、肌に塗るもの等）の所持・使用も合法化されています。

ただし、日本の大麻取締法は、国外において大麻をみだりに、栽培したり、所持したり、譲り受けたり、譲り渡したりした場合などに罰する規定があり、カナダ国内で合法な行為だったとしても、日本国内で罪に問われる場合があります。大麻が合法化されている国でも、大麻には決して手を出さないようにしてください。なお，大麻取締法の詳細な解釈や適用については，日本の厚生労働省にお問い合わせください」[12]。

取締り、犯罪、処罰などの用語が飛び交っている。

4 わたしたちは、何をしようとしているのか？

(1) 大麻を使っても、依存や中毒にならないのか？

ある調査研究によれば、大麻使用者の約9％が依存や使用障害に至るとされる[13]。10人に1人が使用障害に陥るのだという。

加藤は、中学生の頃にはたばこを吸い、機会的飲酒をする子どもだった。しかし、当時流行っていたシンナーには手を出さなかった。友だちにも「やめろよ」と言っていた。しかし、18歳の頃、職場の同僚の誘いで大麻をはじめた。それから、様々な薬物を使った。24歳の頃、はじめて精神科病院に入院し、その後の3年間に15回入退院を繰り返し、ついには、自暴自棄になって、自殺未遂をすることになった。

　偶然、薬物を使わない生き方を楽しんでいるダルク（DARC）の人に出会い、薬物依存回復者の仲間たちとの出会いと新しい生き方を知ることになった。いまでは、薬物を使う必要のない生き方を知り、大麻を使わなくても楽しく過ごすことができている。他人に「止めろ」と言われても止められなかった薬物であったが、回復者の「止められるよ。今日だけでいいから」という言葉と笑顔に救われた。

　クリーンに（薬を使わなく）なって26年が経つ。薬物やアルコールは使わないが、使う人の気持ちもわかるので、使う人たちを責める気持ちもない。自身が薬物を使っていたので、薬物のことは十分わかっていると思っていた。しかし、回復者のコミュニティに入ってみて、本当のことは半分もわかっていなかったことを知ることになった。回り道はしたけれど、人は、アルコールや大麻を摂取しなくても、生きていけるということがわかるようになった。

（2）わたしたちは、何を見てきたのか？

　加藤は、20年以上の間、ダルクで薬物依存からの回復にかかわり、薬物依存とその回復について語ってきた。しかし、薬物の使用者が依存者や物質使用障害となる割合は1割程度と言われる。逆に、9割を占める問題ない使用者とは話す機会すらない。わたしたちは、依存症者や物質使用障害者を見て薬物使用を語ってきた。その個人

的体験が、一般化されることによって薬物使用者のすべてが当然のように依存症に罹患し、使用が障害につながるかのような誤解や偏見が支配されてきたと言える。治療や司法の現場で働く「専門家」ほど、その偏見が根強いように思われる。

　アルコールと比べてみよう。やや古い調査であるが、2013年に行われた成人の飲酒行動に関する全国調査によると、アルコール依存症の生涯経験者は107万人、人口の1％未満である[14]。アルコール使用者、すなわち生涯飲酒経験は人口の90％以上である[15]。1％未満を見て9割の人を語っているのだとしたら、専門家による解説は「直感」と違いがない。わたしたちは、薬物使用、とりわけ、大麻の使用について、同じような過ちを犯していないであろうか。

(3) 薬物使用の実態～薬物経験者はどのくらいいるのか？～

　実態を語るときに専門家は統計を引き合いに出す。しかし、統計には「暗数（統計と実数の差）」が不可避だ。国立精神・神経医療研究センターの2019年の自己報告調査報告[16]によれば、飲酒の生涯経験率は92.5％、過去1年間の経験率は76.2％、喫煙は生涯が58.7％、1年が24.9％である。これに対し、大麻は生涯経験率が1.8％（推計人数は161万人。以下同様）、有機溶剤1.1％（96万人）、覚醒剤0.4％（35万人）、MDMA0.3％（27万人）、コカイン0.3％（30万人）、ヘロイン0.1％（11万人）、危険ドラッグ0.3％（27万人）、LSD0.3％（28万人）である。1年間経験率は、大麻は0.10％（9.2万人）、有機溶剤0.11％（9.5万人）、覚醒剤0.04％（3.6万人）、MDMA、コカイン、ヘロイン、危険ドラッグはいずれも0.04％（3.2万人）、LSDは0.04％（2.8万人）である。生涯に何らかの違法薬物を使用した経験のある人は全人口の2.45％（219万人）、この1年間に経験した人は0.23％（21.2万人）と推計されている。

5 異彩を放つ例外主義

(1) 所持も、使用も処罰する

　2021年の国連の報告によれば、大麻は、世界中で最も広く使用されている薬物である。2019年には、世界全体で過去1年間に大麻を使用した人の数は約2億人と推計されている。これは15歳から64歳の世界人口の4%に相当する。使用率は、北米 (14.5%)、オーストラリアとニュージーランドなどのオセアニア地域 (12.1%)、西アフリカと中央アフリカ (9.4%)が高い。若者の大麻使用率は、西ヨーロッパと中央ヨーロッパ、北アメリカ、オーストラリアとニュージーランドで高い。最近では、大麻市場が確立している国では、安定または減少する傾向があるとの評価もある。アフリカやアジアの多くの国では消費が増加している。長期的には、過去1年間に大麻を使った人の数は、世界全体で見れば、2010年から2019年の間に約18%増加している[17]。なお、G7の諸国では、所持罪は処罰するが、使用は処罰しないというのが薬物政策の基本だと言ってよい。日本では、大麻以外は所持も、使用も処罰している。「使用が処罰されていないのは規制薬物の中では大麻だけだ」という日本特異論を主張する人がいる。しかし、大麻以外の規制薬物についての所持も、使用も処罰する「共に処罰方式」の方が世界の薬物政策では「異彩」を放っていると言える。

(2) ATA-net に集まる人たち〜多様な生き方の肯定〜

　わたしたちは、四半世紀を超えて内外の薬物依存と薬物政策について調査研究をおこなってきた。アメリカではドラッグコートや回復施設を訪問した。ヨーロッパでは、ポルトガルのハーム・リダクション、オランダのマリファナ対策、ドイツの注射針交換・代替薬

物提供政策、ノルウエーの福祉介入政策、アジアではタイの刑務所の治療共同体、フィリピンの厳罰主義と強制的治療介入、台湾の禁絶治療処分、そして、カナダのバンクーバーのイーストヘイスティング通り（世界で最も深刻とされる薬物汚染地域）を訪問調査した。国際学会では日本の薬物政策の現状を報告し、ダルクなどの民間主導・当事者本位の回復スキームの有用性を訴えてきた[18]。

　国際的には、1961年に締結された国連の「麻薬に関する単一条約」（1964（昭和39）年12月12日条約第22号）に依拠して進めてきた薬物統制・厳罰政策に疑問が提起されている。2009年、オバマ大統領は、麻薬単一条約実施のためにニクソン大統領が始めた「薬物との戦争（War on Drugs）」の終結を宣言した。2011年には22人の世界的指導者と知識人で構成されるNPO「薬物政策国際委員会（Global Commission on Drug Policy：GCDP）」が国際的薬物戦争は「世界中の人びとと社会に対して破壊的な影響を与え失敗した」との報告書を公表した[19]。そして、2020年、国連麻薬委員会（Commission on Narcotic Drugs：CND）[20]は、大麻を医療や研究目的の大麻を国際条約で定められている最も「危険な薬物」の分類から削除する勧告に可決したのである。

(3) 法規制を緩めたら、薬物使用が蔓延するのか？

　大麻の所持を厳しく処罰している日本における大麻の生涯経験率は2％未満、使用は犯罪でなく、所持も事実上不処罰のカナダでは15歳以上の15％（440万人）が最近1年以内に大麻を使用している[21]。

　では、合法化されたら（日本でも）国民の多数が薬物を使い始めるだろうか。飲酒や煙草のように、大麻も蔓延するだろうか。厚労省の調査によれば、1999年に習慣的飲酒（週に3日以上飲酒する）人は男性の51.8％であった。ところが、2019年には29.1％に減っている。

調査方法が異なるので単純な比較はできないが、男性の習慣的飲酒者は確実に減少している[22]。煙草についてはもっと劇的に減少している。「2018年全国たばこ喫煙者率調査」によると、2018年の成人男性の平均喫煙率は27.8％である。1966年の83.7％から56ポイント減少したことになる。喫煙者は約1,400万人と推定されているが、海外と比較すると高率である[23]。今後さらに減少していくことが予想されている。酒や煙草は、法律で処罰しなくても、健康被害に対する教育や使用場所の制限によって使用者が減少している良い例である。

有機溶剤（シンナー等）についても興味深いデータがある。1970年代から80年代にかけて中高生のシンナー乱用が蔓延し、『毒物劇物取締法（毒劇法）』（昭和25年法律303号）を改正して有機溶剤乱用を犯罪化・処罰化した。ピーク時の検挙者は3万人を超えたが。2019年にはわずか177人になった。『覚せい剤取締法』（昭和26年法律252号）違反も1984年には2万4,372人、1998年に1万9,937人であったが、その後は減りはじめ、2019には8,730人、ピーク時の3分の1にまで減少した。

マクロの目で見れば、有機溶剤や覚せい剤のような「危険な物質（薬物）」の乱用者が減って、大麻のような比較的有害性が少ない植物（薬物）に麻酔薬物使用の質が転換してきている。社会全体のリスクという観点からは、必ずしも悪いこととは言えない。

「ダメ。ゼッタイ。」で麻酔物質（薬物）を根絶しようとすれば、新たな弊害や犯罪が生まれることは歴史の教訓である。ドイツ憎しで、憲法まで改正して飲酒を禁じたアメリカの『禁酒法』の例を見れば愚策であることは明らかである[24]。また、薬物規制の歴史は「モグラ叩き」のようで、一つを取り締まれば、次がまた出てくる。前述のように、シンナーや覚醒剤の使用者が減り、喫煙者が減り、若い

人の飲酒者が減っていることは望ましいようにも思えるが、ゲームやネットにはまる若者、適法とされる処方薬や市販薬を乱用したり、多用したりする人は増えている[25]。

　日本は、OECD の中でも「自死（自殺）」の多い国である[26]。社会的孤立の中、行き場を失い、薬物による自己治療でかろうじて生命（いのち）をつないでいる人たちのシェルター（逃げ場）まで奪う法規制は暴力的である。

6　わたしたちの問いかけ

　このような内外の環境の中で、これまで犯罪とはされてこなかった、少なくとも犯罪とはされてこなかった「大麻使用」を犯罪化することは正しいのであろうか。大麻使用者を刑事司法で処理し、犯罪者の烙印を貼り、社会から抹殺することは妥当なのであろうか。人びとの多様な生き方を圧殺し、孤独・孤立を深めさせ、自死に追い詰め、あるいは自暴自棄になった人たちの「拡大殺人（extended suicide）」の引き金を引くようなことにならいだろうか。

　わたしたちは、内外の薬物事情や薬物政策の調査研究から、厳罰主義は当事者にも、社会にも有害であり、ドラッグ・コートのようなダイバージョン政策には薬物使用を犯罪とみなす点で薬物政策としての限界があり、薬物の乱用や依存からの回復には、個人と社会にとっての有害性を可及的に縮減し、当事者主体の回復支援を実現する必要があるとの結論に到達した。

　本書の喫緊の課題は「大麻使用は犯罪か？」である。しかし、その根底には、規制一辺倒のモノトーン（単一色）の薬物政策は、一人ひとりの個性と主体性を圧殺し、社会のダイバーシティ（多様性）を否定することにつながるのではないか、という「問いかけ」がある。

1　詳しくは、本書第2部第4章の古藤論文参照。

2　同検討会については、下記のサイトを参照。https://www.mhlw.go.jp/stf/shingi/other-syokuhin_436610_00005.html（2021年12月1日最終閲覧）

3　「とりまとめ」の主な内容は下記の5点である。1. 成分に着目した規制「現行の大麻取締法における大麻草の部位による規制について、有害な精神作用を示す成分（THC）に着目した規制に見直すことが適当である」。2. 大麻から製造された医薬品の施用に関する見直し「現行の麻薬及び向精神薬取締法に規定される免許制度等の流通管理の仕組みの導入を前提として、大麻から製造された医薬品の製造や施用を可能とすべきである」。3. 大麻の『使用』に対する罰則 「法制定時に『使用』に対する罰則を設けなかった理由である「麻酔い」は現状確認されず、大麻から製造された医薬品の不正使用の取締りや他の薬物法規との整合性の観点から、大麻の使用に対し罰則を科さない合理的な理由は見い出し難い」。また、「使用に対する罰則が規定されていないことが、『大麻を使用してもよい』というメッセージと受け止められかねない状況にあることから、他の薬物法規と同様、大麻の使用に対し罰則を科すことが必要であるという意見が多かった」。ただし、「委員12名中3名から反対意見があった」とされる。詳細については、下記のサイトを参照。https://www.gov-base.info/2021/08/22/125705（2021年12月20日最終閲覧）

4　国連薬物犯罪事務所（UNODC）の2019年の報告書『刑事司法と接点を持つ薬物使用障害者の治療とケア（Treatment and care for people with drug use disorders in contact with the criminal justice system）』による。https://www.unodc.org/documents/UNODC_WHO_Alternatives_to_conviction_or_punishment_ENG.pdf（2021年12月20日最終閲覧）

5　「犯罪司法研究センター（Centre for Crime and Justice Studies）」での講演とその発表「薬物の有害性評価：危険なビジネス？」Briefing 10.2009が契機となった。https://www.crimeandjustice.org.uk/sites/crimeandjustice.org.uk/files/Estimating% 20drug% 20harms.pdf（2021年12月20日最終閲覧）

6　犯罪・司法研究センター（Centre for Crime and Justice Studies）における2009年のナットの講演「薬物の有害性評価：危険なビジネス？」については、同センターの会報 Briefing 10.2009を参照。https://www.crimeandjustice.org.uk/sites/crimeandjustice.org.uk/files/Estimating ％ 20drug ％ 20harms.pdf（2021年12月20日最終閲覧）

7　Nutt, David,J.,Leslie, A. King, & Lawrence D. Phillips,"Drug harms in the UK：a multicriteria decision analysis",*The Lancet*, vol. 376,2010,pp.1558-1565 ［1561］. Figure 2：Drugs ordered by their overall harm scores, showing the separate contributions to the overall scores of harms to users and harm to others　（2021年12月20日最終閲覧）から作成した。

8　ポルトガルの薬物政策については、本書第2部第2章の丸山論文を参照。

9 https://www.emcdda.europa.eu/（2021年12月20日最終閲覧）

10 同法の条文については下記のサイトを参照。https://laws-lois.justice.gc.ca/eng/acts/C-24.5/fulltext.html（2021年12月20日最終閲覧）

11 同法の簡潔な紹介として、佐藤信行「大麻合法化の社会—2018年の壮大な実験」（飯野正子＝竹中豊総監修・日本カナダ学会編『現代カナダを知るための60章〔第2版〕』明石書店、2021年）153〜157頁。なお、福士純「大麻ビジネス」（同書）158〜160頁も参照。

12 http://www.anzen.mofa.go.jp/m/mbconsideration_222.html（2021年12月20日最終閲覧）

13 Volkow, Nora D. Ruben D. Baler,Wilson M. Compton, & Susan R.B. Weiss, "Adverse Health Effects of Marijuana Use", 2014
https://www.ncbi.nlm.nih.gov/pmc/articles/PMC4827335/（2021年12月20日最終閲覧）

14 アルコール依存症の生涯経験者数は、男性の1.9%（94万人）、女性の0.2%（13万人）であると推計している。尾崎らの試算によれば、ICD-10のアルコール依存症の診断基準を満たす人は、男性の1.0%、女性の0.1%で、計57万人と見積もられている。尾崎米厚「アルコールの疫学—わが国の飲酒行動の実態とアルコール関連問題による社会的損失」（『別冊・医学のあゆみ　アルコール医学・医療の最前線』2016年、43〜47頁（医歯学出版、2021年版）参照。

15 国立精神・神経医療研究センターの「薬物使用に関する全国住民調査（通称：飲酒・喫煙・くすりの使用についてのアンケート調査）」（嶋根卓也ほか：2019年）の調査では、92.5%とされる。
https://www.ncnp.go.jp/nimh/yakubutsu/report/pdf/J_NGPS_2019.pdf
（2021年12月20日最終閲覧）

16 嶋根卓也ほか「薬物使用に関する全国住民調査（通称：飲酒・喫煙・くすりの使用についてのアンケート調査）」（2019年版）を参照。
https://www.ncnp.go.jp/nimh/yakubutsu/report/pdf/J_NGPS_2019.pdf
（2021年12月20日最終閲覧）

17 国連薬物犯罪事務所（UNODC）：DRUG MARKET TRENDS：CANNABIS OPIOIDS, World Drug Report 2021 https://www.unodc.org/res/wdr2021/field/WDR21_Booklet_3.pdf（2021年12月20日最終閲覧）

18 石塚伸一編著『日本版ドラッグ・コート処罰から治療へ』（日本評論社、2007年）、同編著『薬物政策への新たなる挑戦：日本版ドラッグ・コートを越えて』（日本評論社、2013年）など参照。

19 https://www.scribd.com/fullscreen/56924096?access_key=key-xoixompyejnky70a9mq（2021年12月20日最終閲覧）

20 https://www.unodc.org/unodc/en/commissions/CND/index.html （2021年
12月20日最終閲覧）

21 15〜19歳では19%、20〜24歳では33%、25歳以上は13%である。Canad
ian Tobacco, Alcohol and Drugs Survey（CTADS）：CTADS 2017参照。
https://www.canada.ca/en/health-canada/services/canadian-alcohol-
drugs-survey/2017-summary.html （2021年12月20日最終閲覧）

22 厚生労働省『令和元年国民健康・栄養調査報告』（2020年）、第3部「生活習慣調
査の結果」169〜232頁〔201頁〕第92表「飲酒の頻度別，飲酒日の1日当た
りの飲酒量－飲酒の頻度，飲酒日の1日当たりの 飲酒量，年齢階級別、人数、
割合－総数・男性・女性、20歳以上」参照。
https://www.mhlw.go.jp/stf/seisakunitsuite/bunya/kenkou_iryou/kenkou/
eiyou/r1-houkoku_00002.html （2021年12月20日最終閲覧）

23 日本専売公社＝日本たばこ産業株式会社「全国たばこ喫煙者率調査，」（2018年）
による成人喫煙調査による。https://www.health-net.or.jp/tobacco/produ
ct/pd090000.html （2021年12月20日最終閲覧）

24 いわゆる「禁酒法」については、岡本勝『アメリカ禁酒法運動の軌跡―植民地時
代から全国禁酒法まで―』（ミネルヴァ書房、1994年）、小田基『禁酒法のアメリ
カ―アル・カポネを英雄にしたアメリカン・ドリームとはなにか―』（PHP研究所、
1984年）など参照。

25 注意欠陥・多動性障害（ADHD）の治療薬として向精神薬を処方されている患者
が、薬の副作用で攻撃性が発現する症例なども報告されており、多種大量処方
は新たな社会問題になっている。

26 内閣府自殺対策推進室『自殺総合対策パンフレット』「諸外国との比較」5頁参照。
https://www.mhlw.go.jp/stf/seisakunitsuite/bunya/hukushi_kaigo/seikats
uhogo/jisatsu/pamphlet.htm （2021年12月20日最終閲覧）

第 **1** 部

論争・
大麻使用

第 1 章　大麻とは何か？
禁止の歴史と医療大麻

長吉秀夫　ノンフィクション作家・舞台制作者

ながよし・ひでお　1961年、東京都生まれ。ノンフィクション作家・舞台制作者。内外の民俗音楽・舞踊やロックと出会い、全国津々浦々をツアーする傍ら、ジャマイカやインド、ニューヨーク、ツバルなどを訪れ、大麻や精神世界、ストリート・カルチャーなどを中心にした執筆を行い、現在に至る。著書に『大麻入門』(幻冬舎、2009年)、『医療大麻入門』(キラジェンヌ、2017年)、『もうやめよう嘘と隠しごと 健康大麻という考え方』(ヒカルランド、2017年)、『大麻』(コスミック出版、2019年) などがある。2020年から実験的に ZIN「TAIMA」の発刊も行っている。https://taima.theshop.jp/

1 有用な植物、大麻

(1) 大麻の呼称について

　大麻は雄雌異株のアサ科の一年草であり、原産は中央アジアと言われている。学術名は Cannabis Sativa L.。用途などによって、「大麻」

名称	内容
大麻	一般的な呼び方。大麻草全体をしめす。
マリファナ	主に、嗜好や医療用に使用する。当初はメキシコ移民差別も含まれた蔑称だったが、現在は世界中の共通名称でもある。
ヘンプ	主に、産業用であるTHC濃度が0.3%〜0.2%以下の品種をいう。
カンナビス	大麻草の学術名でもある。主に嗜好や医療用に使用される。
麻	本来は大麻草を指すが、現在はリネンやジュートを含む繊維が採れる植物を総称した名称でもある。
大麻草	植物としての大麻の名称。

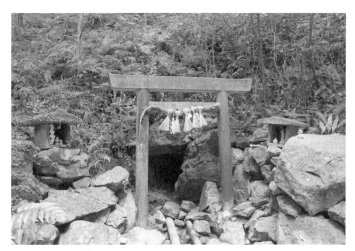

伊勢志摩・磯部に残る「天岩戸」

「麻」「マリファナ」「ヘンプ」「カンナビス」など、いくつかの呼び名
がある。

(2) 日本文化と大麻

　2021年現在の大麻取締法では、大麻の部位によって規制されて
いる。

　大麻取締法には、以下のように記載されている。

　大麻取締法

　第1条　この法律で「大麻」とは、大麻草（カンナビス・サティバ・
　エル）及びその製品をいう。ただし、大麻草の成熟した茎及び
　その製品（樹脂を除く）並びに大麻草の種子及びその製品を除く。

　大麻は部位によって様々な用途がある。大麻の雌株の花穂には、

薬効成分が多く含まれており、その陶酔作用は宗教儀式や嗜好や医療目的として、世界中で広く使用されてきた。

　種子は、食用として用いることができ、日本では昔から七味唐辛子の中にも入っている。また、オメガ3やオメガ9などの必須アミノ酸がバランスよく含まれており、近年ではスーパーフードとしても再注目されている。さらに種子油は、石油産業が勃興する以前には、食用以外にもペンキ塗料の溶剤やランプの明かりとしても用いられていた。

　日本では、神道や仏教とも深い関わりかある。神社の鈴緒や結界、注連縄やお祓いに使用する幣も本来は大麻繊維を使用している。大相撲の横綱の綱にも、大麻繊維が使用されている。そしてお盆には、茎の木質のオガラを燃やす風習がある。

2 大麻使用と禁止の歴史

(1) 大麻は漢方薬だった

　中国最古の薬物学書とされる『神農本草経』で大麻は、薬の分類である「上品」「中品」「下品」のうち、「上品」という副作用の少ない最も良い薬として記述されている。また、インドの伝統医療「アーユルヴェーダ」では鎮痛剤や食欲増進罪、解熱剤として記載されている。中世ヨーロッパでは大麻は民間療法として、筋弛緩剤、生理痛や喘息、不眠症、片頭痛を和らげ、アヘンの禁断症状からの治療として用いられてきた。江戸時代の『大和本草』には、熱病である「おこり」や鎮痛剤などに大麻が用いられていたことが記されている。さらに、ヨモギやシソなどと同様に、民間療法にも用いられていた。大正時代に出版された『不思議によく効く薬草薬木速治療法』には、大麻の雌株の花穂部分を「印度大麻草」として、タバコのように吸

引することで喘息や鎮痛、催眠に効果があると記載されている。大麻を民間薬として使用する習慣は、大麻取締法施行後の1950年代まで続いていたという記録がある。

（2）大麻の薬事学と法律

大麻の花穂から取れる薬効成分であるカンナビノイドは、120種類以上あるといわれているが、まだそのすべては解明されていない。主なカンナビノイドには、THC（テトラ・ヒドロ・カンナビノール）とCBD（カンナビジオール）がある。THC はマリファナ特有の陶酔作用を起こす成分である。そして CBD は、THC の作用を抑制する効果がある。カンナビノイドの効果は、THC や CBD などを単体で用いるよりも、カンナビノイド全体とともに、香り成分のテルペン

先進国 G10 の大麻政策

国名	産業用	医療用 （ハーブ）	医療用 （Sativex）	嗜好用
アメリカ	2019年〜	1996年〜35州	臨床試験終了	2014年〜15州合法
カナダ	1998年〜	2001年〜合法	2005年〜販売	2018年〜合法
イギリス	1994年〜	2018年〜合法	2010年〜販売	違法（非犯罪化）
フランス	禁止していない	2021年〜研究	2013年〜販売	2018年〜禁固刑廃止
ドイツ	1996年〜	2017年〜合法	2011年〜販売	2010年〜非犯罪化
イタリア	2002年〜	2013年〜合法	2011年〜販売	違法（非犯罪化）
オランダ	1996年〜	2003年〜合法	2012年〜販売	1976年〜非犯罪化
ベルギー	1996年〜	2006年〜流通	2015年〜販売	2003年〜非犯罪化
スウェーデン	2007年〜	×（違法）	2011年〜販売	×（違法）
スイス	THC1%超違法	例外的許可	2013年〜販売	2013年〜非犯罪化
日本	× （ほぼ不許可）	× （ほぼ研究不可）	× （輸入不可）	× （違法）

＊産業用：マリファナの主成分 THC が 0.3％以下の品種に限定して栽培許可
＊医療用（Sativex）サティベックス：イギリス GW 製薬が開発した植物性カンナビノイド医薬品

やポリフェノールなど、大麻草のすべての成分を使用することにより、薬効が高められることがわかっている。この効果を「アントラージュ効果」という。

1994年のアメリカ国立薬物乱用問題研究所 (NIDA) 臨床薬理学部門長のヘニングフィールド博士らの調査によると、大麻の中毒性はヘロインやアルコールやニコチンよりも低く、カフェインとほぼ同等との結果が出ている。しかし多くの国では、ヘロイン同様に危険性の高いアルコールやニコチンは合法化されているが、カフェイン並みに危険性が低い大麻は違法とされている。先進国 G10 の大麻政策を見てみると、大麻に対して寛容な理解を示しており、国際的には薬理学と法学上のねじれを解消しようとする流れになっている。

(3) アメリカで大麻が禁止された経緯

欧米でも大麻は、医療利用と共に嗜好用としても使用されてきた。

アヘン戦争をきっかけに麻薬の使用を禁止する動きが出てくる。その結果、1925 (大正14) 年に批准された第二次アヘン条約によって、アヘン (ヘロインの原料) やコカインとともに、大麻も規制の対象となった。これを契機にアメリカで、大麻規制がはじまる。当時白人社会で問題になっていたメキシコ移民やアフリカ系の人びとへの人種差別とともに、大麻は彼らが使用する恐ろしい麻薬として、政府は大麻に対するネガティブキャンペーンを行う。映画や新聞などのメディアを使ったこのキャンペーンの効果もあり、全米で、大麻が社会問題となっていく。さらに、1933年に禁酒法が廃止されると、それと入れ替わるのように、1937年にマリファナ課税法が制定される。そして1941年には、アメリカ薬局方からも医療用大麻の登録が抹消された。

1940年代後半から50年代のアメリカは、薬物管理政策において麻薬に対して強い厳罰政策を取っていく。そして、最も厳しいと言われた「ボッグス法」が1951年に連邦議会で成立する。これは、「必要的最低量刑」を定めたものである。必要的最低量刑とは執行猶予や仮釈放を一切認めない刑罰であり、大麻を含めた全ての麻薬事犯において、初犯者に対しても2年の拘禁刑が定められた。これにより、大麻を使用して逮捕された多くの未成年者たちも実刑に服すことになる。しかし、この法律の内容は裁判による審議を無視し、三権分立を侵しているとして、1954年に修正される。そして1956年には、この修正案に対応するように、未成年者へ薬物を販売した者に対しては、陪審員が死刑判決も選択することを可能にする麻薬取締法が成立した。

　この時期、アメリカが最も厳しく薬事規制を行っていた状況をみてみると、1945年の敗戦による占領下で、日本でも同様に大麻を厳しく取り締まろうとしていたことが理解できる。

(4) 日本における規制の歴史

　日本は、「大麻取締法」によって大麻を厳しく規制している。大麻を扱うためには、都道府県知事許可による大麻取扱者免許が必要である。無免許で大麻を所持及び譲渡した者は、5年以下の懲役に処せられる。そして、それが営利目的だった場合は、7年以下の懲役及び200万円以下の罰金。栽培や輸出入を行った者は、7年以下の懲役。同様に営利目的の場合は10年以下の懲役及び300万円以下の罰金に処せられる。

　大麻取締法は1948（昭和23）年に施行された。大麻取締法が成立する以前には、日本では大麻の栽培や所持をすることに規制はなかった。そればかりか、大麻は優良な農作物として国が奨励し全国

各地で生産されており、稲と並んで重要な位置を占めていた。また、大麻取締法が制定された時点では、日本では大麻を吸引する習慣はほとんどなく、きこりや麻農家の人々が煙草替りにし、遊郭などで嗜好用に使用するくらいであった。

　それが1930年の第二次アヘン条約の批准に伴い、日本でも「麻薬取締規制」が制定された。ただ規制内容は、「印度大麻草、その樹脂、及びそれらを含有するもの」の輸出が内務大臣の許可制とされただけで、製造は届出制、販売は全く自由であった。この時点でも国内では、大麻が原因による事件は一件もなかった。

　大きな転換期は、第二次大戦終戦に伴うポツダム宣言にあった。1945（昭和20）年に受諾されたポツダム宣言により、連合国軍最高司令本部（GHQ）から命令が下され、各分野で罰則を伴う原則が定められていった。いわゆる、「ポツダム省令」である。この中に大麻取締法へと繋がる省令がある。1947年11月の「麻薬原料植物の栽培、麻薬の製造、輸出及輸入等禁止に関する件」がそれである。厚生省はこの省令で、麻薬の原料となる植物の栽培、原料をもとに麻薬の製造及び輸出入を規制した。この省令の中でいう麻薬とは、アヘン、コカイン、モルヒネ、ヂアセチルモルヒネ、印度大麻が挙げられている。また、これらの原料になる植物や種子および化合物など、麻薬として可能性のありそうなもの全てを明示している。違反したものには3年以下の懲役もしくは禁固。5,000円以下の罰金が定められた。この法律に対して、長野県の日本を代表する麻農家や県の役人たちは、GHQに直談判するなどの抗議を行った。日本政府も、重要な産業である大麻農業を残すために、GHQに働きかけていった。その結果、全面禁止ではなく栽培は申請制となり、現在の免許制度の原型が出来上がり、1947年4月に、それまでのGHQの指令に基づく国内規定を整備する「大麻取締規則」が発布

される。そして、「大麻取締規制」をベースとした「大麻取締法」が、厚生委員会並びに衆参両院本会議において可決され、1948年7月に施行された。これにより大麻は規制対象となり、戦後の大麻産業は衰退していった。

3 日本における大麻の医療利用と現実

(1) 大麻禁止で困っている人々

　大麻取締法が施行されて、本当に困っているのはどのような人たちであろうか。日本中に存在した大麻生産農家への影響が大きかったことは当然であるが、医療用の大麻が現在も規制されていることは、欧米のように使いたい患者にとって大きな問題である。難病や末期がん患者以外にも、うつ病やリウマチや関節痛などに、一般の薬草のように家庭で使用したい人たちは多く存在する。

　我が国の大麻取締法は、産業用の大麻農家を保護するという意図もあり、施行の経緯の中で大麻の医療利用は全面的に禁止された。

　以下に、大麻取締法第4条を一部抜粋して紹介する。

　　大麻取締法
　　第4条　何人も次に掲げる行為をしてはならない。
　　二　大麻から製造された医薬品を施用し、又は施用のため交付すること。
　　三　大麻から製造された医薬品の施用を受けること。

　大麻取締法第4条では、医師が大麻で施用することも、患者が施用されることも禁止されている。

（2）末期がん患者は、なぜ大麻を使用したのか

　2015年12月。山本正光さんという50代の男性が、都内の路上で大麻所持により逮捕された。彼は余命宣告を受けた末期がん患者であり、治療のために大麻を自宅で栽培して使用していた。筆者は山本さんの裁判の支援をするとともに、末期がん患者が最後の望みとして医療用に大麻を使用する姿を目の当たりにしてきた。違法と知りながら、生きるために大麻を使用し続けた、末期がん患者のリアルな姿を紹介したい。

　横浜で有名なフレンチレストランの料理長だった山本さんは、2013年に肝臓がんが見つかった。発見当初は、早めの治療と最新医療で何とかなると思っていた。しかし、治療の結果はどれも思わしくなかった。

　2014年10月、主治医から6か月から1年との余命宣告を受ける。山本さんは絶望の中で、何か手立てはないかとインターネットを調べていく。そして、大麻でガンを治した海外の記事を見つけた。
「これだ！」

　彼はネット上の医療大麻に関する情報を徹底的に調べていった。医療大麻の有効性に確信をもった彼は、大麻の種を秘かに入手し自宅で栽培を始めた。半年後、成長した大麻を乾燥させてパイプに詰め、火をつけた。そして大きく煙を吸い込んだ。次の瞬間、酷く咳き込んだ。その数分後、自分の中の何かが変わった。食欲が出てきたのだ。山本さんは、テーブルの上の手を付けていなかったおにぎりを頬張った。だが、急に食べたためか、すぐに吐いてしまった。そして、その夜は本当に久しぶりに、ぐっすりと眠ることができた。その日から山本さんは、誰にも知られないように、自宅で大麻を使用し続けた。

　THCには、食欲を増進させる作用がある。CBDは、催眠効果

と安心感をもたらす。そして、これらの薬効成分には鎮痛作用がある。山本さんは、食欲が出てきたことで体重も増えてきたし、よく寝られるようになった。これにより体力がつき、生活の質が格段に上がった。何よりも、激しかった痛みが大麻を吸うとすぐに消えていく。病院で処方されていたオピオイド系の薬は、食欲が減退し、爪や皮膚がぼろぼろになり、精神的にも不安定になる。それと比較して大麻は、このような副作用を起こさなかった。彼は多くの処方薬と大麻を併用していった。その結果、処方薬の量は半分に減った。からだへの負担も減ったが、毎月5万円以上かかる薬代も軽減された。山本さんは、死への恐怖を打ち消すために、精神安定剤も服用してきたが、その効果は大麻には及ばなかった。大麻を服用することで、前向きな気持ちになることが多くなった。これは、典型的なTHCによる精神作用である。さらに、大麻を吸うことで心が落ち着き、物事を冷静に俯瞰して考えることができた。それまでは、人と話していても上の空で、何をしていても死への絶望があった。しかし大麻を吸うと心が晴れやかになった。そして、これからの余命をどのように生きるべきなのかを冷静に判断することができた。インドでは大麻を、瞑想状態に導くために使用する。この瞑想と同様な状態によって自身の死と向き合えたことは、自分を取り戻すために大変役に立ったと、生前の山本さんは語っていた。

　通常であれば既に病院のベッドに寝たきりで、胃ろうによってチューブで栄養を直接注入されていてもおかしくない時期であっても、口から食事をとり、十分な睡眠をとることができた。これにより、安定した精神状態とともに基礎体力を少しずつ取り戻し、健常者のように買い物にも出かけられるようになった。とはいえ、いつ激しい痛みが襲ってくるかもしれない。その時のために、外出時にはタバコ状にした大麻を常時持ち歩いていた。そんな時、都内で買

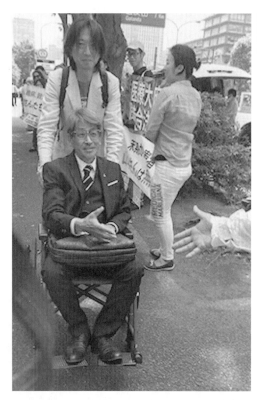

支援者の声援の中、車椅子で
入廷する山本正光さん（2006
年7月12日、東京地裁前に
て）

　い物中に警察官に職務質問をされ、大麻所持で逮捕された。

　　20日間に及ぶ留置では、勿論大麻は使用できなかった。しかも
オピオイド系の鎮痛剤も処方通りにしか与えられない。末期がん患
者にとって、これを望んでも通常の量では痛みが消えないときも
多々ある。痛みに苦しみながら、健常者と同じ留置場で過ごし、約
2週間後に保釈された時には、げっそりと痩せていた。

(3) 山本医療大麻裁判

2016年3月、裁判が始まった。

被告である山本正光さんの主張は明快だった。

「私が大麻を所持していたことは間違いありません。しかし、私はC型肝硬変、肝細胞の末期癌で、現代の医療では治療法がないと、医師から言われました。どうしたら良いか調べていたら、大麻が癌に効果があり、苦痛も緩和すると知りました。どうしたら合法的に入手できるか厚労省や法務省にも相談しましたが、日本では無理だと言われました。そこで、仕方なく自分で入手し、さらに自宅で栽培し、それを治療に使っていました。大麻を使用した効果ははっきりと現れました。癌は小さくなり、苦痛も減り、食欲も出たのです。しかし、逮捕されて使用できなくなり、症状はとても悪くなりました。どうして自分の命を救うために大麻を所持したことが許されずに、罪になるのか理解できません」。

過去の大麻取締法違反の裁判では、弁護側が様々な論点から大麻所持の正当性を訴えようとしても、それを裏付ける証拠のほとんどが検察側から否定され、不採用となってきた。証拠が不採用とされると、弁護側はそれに基づく主張をすることができない。裁判官も検察側の主張を全面的に受け入れ、過去の判例に基づく量刑によって判決が決められていく。つまり、ほとんどの場合、裁判での審議は形式上のものであるといっていい。

今回の裁判では、弁護側が裁判のはじめに主張する「冒頭陳述」が膨大だったため、2回に分けて陳述が行われたが、その証拠も多数提出された。しかし検察側は、提出した証拠のほとんどが審理に関連性がないとして、不採用を要求した。裁判官も通例にのっとり、検察の意見を受け入れる姿勢を示したが、弁護団はその姿勢に対し以下の意見書を提出し、激しく抗議した。大麻裁判では異例ともい

える、弁護側からの激しい意見を受けて裁判官は、医療大麻は本当にがん治療に有効なのかという点と、大麻取締法の違憲性という2点についての証拠採用を認めるに至った。

弁護団は、大麻取締法の違憲性について以下のように主張した。「被告人が大麻を所持していた事実はみとめるが、被告人は末期癌の治療に使用する目的、すなわち医療用に所持していたものである。大麻取締法は医療目的での所持および使用を禁止する点において、憲法13条（幸福追求権）、25条（生存権）に違反するものであり、無効である。よって被告人は無罪である。また、被告人は、末期がんを治療し、かつ苦痛を緩和する目的で大麻を使用するために所持をしていたのであり、被告人の生命、身体に対する現在の危難を避けるために，やむを得ずにした行為であり、これによって生じた害は避けようとした害の程度を越えなかったのであり、被告人は無罪である。同様の理由により、被告人の置かれた状況からして被告人に大麻の所持を控えることを期待できなかったという意味において期待可能性がなく、無罪である」。

このように弁護側は、山本さんはあくまでも医療目的で大麻を所持、使用していたのであって、嗜好目的ではなかったということを明確に示した。その上で、医薬品としての大麻の許容性について証明していった。日本国憲法13条は、いわゆる幸福追求権を保障している。25条は生存権という形で幸福追求権の実現を保障している。この幸福追求権は、国民自身の生命、健康を守る権利を保障している憲法だ。そのため、国民の生命、健康を維持する行為を国家が禁止することは、憲法13条の幸福追求権を侵害することになる。もちろんこの権利の保障も、「公共の福祉に反しない限り」という条件がついており、今回のケースでいえば、山本さんが生命、健康を守るために大麻を使用する権利を、「公共の福祉」を理由に制限

することができるかということが問題となると、弁護団は主張した。

　また、幸福追求権には人格的自律権（自己決定権）という権利も含まれる。これは、一定の個人的な事柄については、国などの権力から干渉されることなく、自分で決定することができる権利のことである。この自己決定権には、今回の山本さんのように、医療など個人の命にかかわる重要なことについて、国に干渉を受けることなく、自分自身で決定できる自由が含まれる。

　日本国憲法で定められたこの自己決定権には、他人に迷惑をかけない限り、適切な医療を選択し、これを受ける権利を含まれるのは当然である。これは、憲法13条が、生命、自由に対する権利を保障していること、そして、憲法25条が国民の健康的な生活を保障していることからも明らかである。弁護団は、山本さんが大麻摂取という医療を選択し、これを実行したことが、この自己決定権の範囲に含まれるかどうかということがポイントであるとしたのである。このような理由から、山本さんが医療大麻を使用したことは、憲法13条、25条により保障されていることは明らかだと、弁護団は主張した。

　具体的には、精神安定剤や疼痛緩和に使用される医薬品の有害性を示し、多少の差はあるにしても医薬品としての大麻にも副作用があるのは当然であることを認めた。しかし、単に有害性があるというだけの理由で大麻の使用禁止が正当化されるのではなく、他の医薬品と同様に、大麻の有用性と副作用との比較衡量が必要であり、その割合は他の医薬品と同じ基準でなければならないと主張した。これに対して検察側は、なんら反論も証拠も示すことができなかった。

　公判を重ねるごとに、法廷には多くの傍聴人が集まり、テレビや新聞などのマスコミも取材に訪れた。

7月12日の第5回目の公判では、山本さん本人が証言台に立った。「大麻以外に治療方法があるなら教えてほしい。もしもそれがあるなら、僕はそれを使います」。

数日後、テレビ朝日系の「報道ステーション」で特集が組まれ、山本さんと医療大麻の問題が大きく取り上げられた。放送を心待ちにしていた山本さんは、病院のベッドで医師たちに付き添われながら、それを見ていた。しかし、放送終了後、山本さんの容体は急激に悪化していった。

翌日に家族が呼ばれると、ギリギリまで家族との最期の大切な時間を過ごしていた。そして、2016年7月25日、家族に見守られながら山本さんはこの世を去った。

被告人死亡により、山本医療大麻裁判は判決が出ぬまま終了した。

4 今、世界は変わり始めている

(1) 国際的な規制緩和

2019年1月、世界保健機関（WHO）は、大麻の医療での有効性を認め、規制のもっとも厳しいレベルから、医療価値を認めるレベルへ変更するように国連に勧告をした。それを受けて国連麻薬委員会（CND）は審議をおこない、2020年12月に加盟国による採択を行った。その結果、CNDの勧告に加盟53カ国のうちの27カ国が賛成し、賛成多数で採択された。そして、国際条約である「1961年の麻薬に関する単一条約」で指定されている最も危険な薬物リストである「附表IV」から大麻を削除することを決定した。

大麻にたいして厳しい規制を続けてきたアメリカ連邦政府も、産業用大麻と薬用・嗜好用のマリファナとの区別を明確にすることで、大麻に対する社会情勢に対応する政策を取り始めている。その

ひとつが、2019年12月に行われた連邦農業政策法案の改正である。これよって、THCが0.3％以下の大麻については産業用大麻（ヘンプ）と位置付け、嗜好用や医療用の大麻と区別することを決定した。その結果、産業用大麻から採取したCBDも完全に自由化された。これにより法的なグレーゾーンが解消され、金融機関や投資家などからも資本も投下され大麻産業が一気に拡大していった。

　カナダでも2018年に産業用、医療用、嗜好用で全てが合法化されている。イギリスは産業用、医療用は合法化されており、嗜好用は違法だが非犯罪化されている。2021年6月にメキシコ最高裁は、嗜好用大麻合法化を支持する判断を下した。アジア地域でも大麻の合法化や規制緩和が進んでいる。2018年にタイが医療大麻を解禁し、2021年に入ると大麻を使用した食品も規制緩和された。インド、スリランカ、ネパール、マレーシアなども大麻合法化の動きを見せている。

(2) 大麻使用罪の導入と医療大麻の未来

　日本でも、大麻取締法を見直す動きが出てきている。厚生労働省は、2021年1月から6月まで、有識者による「大麻等の薬物政策のあり方検討会」を開催した。この検討会は、WHOとCNDの決定を受けて、若年層の大麻乱用の抑止と医療用大麻規制や今後の薬物政策のあり方を議論するために開催された。有識者会議の結論は、大麻由来の薬剤の規制緩和を認めると共に、大麻取締法に新たに使用罪を導入し厳罰化することで、若年層の抑止を行うというものだった。世界の薬物政策では、規制の厳罰化は効果が低いという結果が既に出ている。そのため各国は、薬物依存者を犯罪者としてではなく患者として扱い、厳罰に処するのではなく社会的に救済する方向に進んでいる。ましてや大麻は薬理学的にみても依存性は低い

ため、厳罰化ではなく軽犯罪化あるいは合法化へと進んでいる。しかし今回の有識者会議の結論は、この流れに逆行しているといわざるを得ない。

　大麻は日本社会が認識するような、公衆衛生に被害を与える依存性の強い物質ではない。使用罪の導入によって、今後、逮捕者が増加することは明白である。逮捕され留置されることによって、職を解雇され、退学になるものも増えるだろう。それにより、彼らは人生にダメージを抱えることになる。さらにいうと、今回の WHOと CDN の決定は、全ての人が医療大麻の恩恵を受けるためのものだ。規制のハードルを低くして、患者が望む方法で、大麻が自由に使用できるようになってほしい。そして、大麻使用罪の導入による厳罰化が、本当に今後の日本社会のためになるのかを慎重に検討する必要がある。それとともに、大麻取締法について根本的に考え直す必要があると考える。

【参考文献】

・長吉秀夫『大麻入門』（幻冬舎、2009 年）30 頁。

・長吉秀夫『医療大麻入門』（キラジェンヌ、2017 年）63 頁。

正高佑志 一般社団法人 Green Zone Japan

まさたか・ゆうじ　1985年京都府生まれ。熊本大学医学部医学科卒。医師。2016年にカリフォルニア州にて医療大麻の臨床応用の実際を目の当たりにする。2017年より医療大麻に関するエビデンスに基づいた啓発活動を行う一般社団法人 Green Zone Japan を立ち上げ、代表理事として活動している。著書に『お医者さんがする大麻とCBDの話』(彩図社 2021年)。

1 伝統医療における大麻と法規制

　大麻草 (学名：カンナビス・サティバ) には、特有の化学物質が140種類以上含有され、これらはカンナビノイドと総称されている。このカンナビノイドに様々な薬理作用が認められるため、人類は有史以前から薬草として大麻を活用してきた。

　最初の記録は紀元前2000 〜 1400年に記された古代インドの文書にまで遡り、そこで大麻は5つの聖なる植物の一つであり、抗不安作用を有すると記されている[1]。

　古代エジプトのエーベルス・パピルス (紀元前1550年) にも医療大麻についての記述は認められ、古代ギリシャでも紀元前5世紀にはスキタイ人に大麻を使った蒸し風呂の習慣があることが、ヘロドトスにより書き残されている[2]。

　中国文化における最古の薬草図鑑である神農本草経 (起源1 〜 2世紀頃の成立) においても大麻の花 (麻蕡 (まふん)) についての記述が認められ、長期間使用しても明らかな副作用がない薬草として、上薬に分類されている。

いわゆる西洋医学と大麻の出会いは、東インド会社に勤務するアイルランド人医師のウィリアム・オショネシーが派遣先のカルカッタで大麻の医療利用を目撃し、1850年代に英国にその知識をもたらしたことに端を発する。その後、19世紀末にはビクトリア女王が生理痛に対して大麻を使用していたことが記録されている[3]。医療大麻の活用はイギリスを経由してアメリカ合衆国にも伝えられ、20世紀初頭には鎮痛薬としてイーライリリー社などの現代における巨大製薬企業によって製造、販売されていた。

　当時は重要な医薬品の一つであった大麻チンキは、植物由来のため含有成分が安定せず、その効果には個人差が著しかったようである。対して、その後に開発されたオピオイド系鎮痛薬やアスピリンなどの化学合成薬品は比較的安定した鎮痛効果を有したため、大麻チンキは薬品棚において徐々に存在感を失うこととなった。加えて、連邦麻薬局のハリー・アンスリンガーによる取り締まりの強化によって、1936年にマリファナ課税法が成立したことにより、1942年に合衆国の薬局方から大麻チンキは消滅した。さらに合衆国が国際社会を主導する形で1961年に"麻薬に関する単一条約"、1971年に"向精神薬条約"を成立させたことで、国連加盟国では大麻使用が禁じられ、西洋医学の舞台から医療大麻は姿を消すこととなった[4]。

2 代替医薬品としての利用

　こうして標準医療から締め出された大麻の医療効果は、1960年代のヒッピームーブメントと同期した白人層における大麻使用の広がりに伴い、喫煙者の間で代替医療として再発見されていくことになる。

1975年、若年性緑内障に対して自己治療として大麻を栽培、使用していたロバート・ランドールは逮捕された際に、自身の大麻使用は失明に対する正当防衛であるとして裁判で無罪を争い、最高裁で合衆国政府に対して勝訴した。さらにミシシッピ大学にて研究目的に連邦政府が大麻を栽培していることを突き止め、医療大麻患者として政府から大麻の供給を受けることに成功したのである。これがアメリカ合衆国における合法的医療大麻患者の第一号である[5]。

　また1980年代にエイズ渦において、サンフランシスコ周辺でエイズ患者が自己治療として大麻を使用するようになると、それをきっかけに医療大麻の合法化運動は盛り上がりをみせた。市民の訴えにより、1996年にカリフォルニア州では住民投票が発生し賛成多数で医療目的の大麻使用が法的に認められるようになった。それ以降、選挙のたびに州法の改正が相次ぎ、2021年7月時点で米国36州で医療大麻は合法化されている。適応となる症状・疾患は州ごとに異なるが、下記の病名が掲載されている[6]。

　アルツハイマー型認知症、HIV/AIDS、筋萎縮性側索硬化症（ALS）、がん、炎症性腸疾患（潰瘍性大腸炎/クローン病）緑内障、多発性硬化症、パーキンソン病、心的外傷後ストレス症候群（PTSD）、偏頭痛、C型肝炎、トゥレット症候群、線維筋痛症、嚢胞性線維症、関節炎、神経障害、自閉症スペクトラム症、医療麻薬を必要とする症状、終末期ケアを必要とする状態、食欲不信・悪疫質、慢性疼痛、吐き気、てんかん、筋痙縮

　これらは代替医療として大麻が使用される疾患・症状の一部であり、珍しい病名も加えると200以上の診断に対して医療大麻は使用されている[7]。これほどに多様な病態に対して効果を発揮する理由を説明する上で、必須となるのが次節で述べるエンドカンナビノイ

ド・システムについての理解である。

3 カンナビノイドとエンドカンナビノイド・システム (ECS) の発見

　大麻の医療活用に関する研究は、1964年、イスラエルにて"大麻研究の父"ことラファエル・ミシューラムが大麻の精神作用の源となる物質、Δ9-テトラヒドロカンナビノール（通称THC）の化学構造を同定したことにより、その扉が開かれた[8]。それ以降、THCを中心としたカンナビノイドの医薬品活用の研究や、実際の製品の流通が精力的に行われたが、THCがどのようにして精神作用をもたらすかについての解明には、それからおよそ30年の歳月を要した。

　ブレイクスルーは1988年に合衆国でTHCが作用する受容体（CB1受容体）が脳細胞に発見されたことであった。さらに1993年には免疫系の細胞に類似のCB2受容体が発現していることが明らかになった。次いで、これらの受容体に作用する化合物であるアナンダミド（サンスクリット語で幸福を意味する）が1992年に、2-AGが1995年に発見され、これら一連の化学物質群は内因性カンナビノイドと呼ばれている。つまり人体は大麻の主要成分であるTHCとよく似た物質を自ら合成し使用していることが明らかになったのである。[9]

　1997年にはこれらの内因性カンナビノイドを分解する酵素（FAAH/MAGL）も人体内で発見され、これらの①内因性カンナビノイド、②カンナビノイド受容体、③カンナビノイド分解酵素は併せてエンドカンナビノイドシステム（ECS）と称されるようになった。[10]

　ECSは人体における自動調節機能を司っていることが知られている。例えば、血圧の維持や炎症の誘導と制御、血糖値と食欲の調整など、人体は様々な営みを自動で制御しており、ECSはその他

の神経伝達物質の調整役としてサーモスタットのように機能している。

さらにこの ECS が加齢やストレス、遺伝などの種々の原因によって、バランスを乱すことで様々な健康への悪影響が出現しているという仮説が、2004年にイーサン・ルッソにより提唱された[11]。

ルッソがその代表格として挙げた病名が偏頭痛、線維筋痛症、過敏性腸症候群 (IBS) である。またその後の研究により、自閉症、PTSD、パーキンソン病、うつ病などの数々の疾患と ECS の関係が明らかになり、ECS は新たな治療ターゲットとして注目を集めるようになった。その結果として大麻から採取される THC をはじめとした植物性カンナビノイドは、ECS へ働きかける治療手段として、再び西洋医学のメインストリームの題材として扱われるようになりつつある。

4 大麻の安全性に関する科学的評価

加えて重要なことは、規制ありきのイデオロギーによって過剰に評価されていた大麻の依存性や有害性が、相対的に軽いものであることが近年の研究によって示され、広く知られるようになったことである。

大麻には身体依存性 (急性の離脱症状を伴う依存性) は認められないものの、精神依存性があることは事実である。しかしその程度は日本人が想像しているほどは高くはない。2000年代初頭に合衆国で行われた大規模調査では、初めて大麻を吸った人が最終的に依存状態になる割合は8.9％と報告されている。同様の調査においてタバコの場合は67.5％、アルコールの場合は22.7％であった[12]。

2021年1月に、筆者らは日本国内において、違法に大麻を使用した経験のある者を対象とした無記名のオンライン調査を行なったが、そこで得られた結果でも、問診上大麻依存症の可能性がある項目を満たす割合は全体の8.3％であった。これらの結果から、大麻の依存性はアルコールやタバコと比較し軽度であると言える。

　その他の問題点として、大麻の使用が精神疾患の発症原因になるとの見解がある。これに関しては、一部の遺伝的素因を持つ者が若年期から頻回の大麻使用を行うことが誘因となる可能性が指摘されているが、その割合は5000人に1人程度と考えられている[13]。世界各地で過去30年の間に大麻の使用率は著しく増加しているが、それに伴って精神病患者が増加したという疫学的な報告はいずれの地域でも認められない。

　また、大麻自体に著しい有害性はないとしても、その他のハードドラッグ使用のきっかけになるという思想（ゲートウェイ仮説）も本邦では根強く信じられている。この仮説は1970年代に米国の取締機関が大麻規制を正当化する目的で提唱したものだが、多額の研究資金を投入して半世紀を経た今でも、この仮説を支持する決定的な科学的証拠は見つかっていない。　世界各地で大麻の合法化が相次ぐ現在、ゲートウェイ仮説を提唱した合衆国政府は白旗をあげつつあり、国立薬物乱用研究所（NIDA）のホームページには"大麻使用者の大半はその他のハードドラッグの使用に進むことはない"と明記されている[14]。

　実際に日本国内では、大麻による取締件数は年々増加しているにもかかわらず、覚醒剤での検挙数は減少の一途を辿っている。もし捜査当局が主張するように、大麻使用者が増加しており、大麻が覚醒剤のゲートウェイになるのであれば、理論上は覚醒剤の検挙数も

上昇するはずである。この矛盾に対して、厚労省並びに警察庁は沈黙を貫いている。

　合法、違法という社会的区別を傍に置いた上で、薬物が与える有害性に関して客観的な定量を行おうという試みの決定版としてコンセンサスが形成されているのが Davit Nutt らによって2010年の Lancet に掲載された"英国における薬物の害"と題された論文である[15]。これは依存症治療に携わる医療従事者などの専門家を集め、薬物の有害性を16項目に分けて採点し、ドラッグの有害性ランキングを作成する試みである。結果、ワースト1位に輝いたのはアルコール (有害指数72点) であった。大麻は8位 (20点) であり、アルコールと比較すると3/1以下の有害度であった。本調査は現実においてどれくらいの害をもたらしているかという観点からの評価であり、アルコールの流通量が多いことは考慮すべきであるが、その点を差し引いても大麻が酒より安全性が高いという結果は今後も揺らぐことはないと考えられている。

5　CBD の台頭からマイナー・カンナビノイドの時代へ

　医療大麻の活用が広がった上で、ECS の発見や大麻の安全性の立証と並んで重要なのがカンナビジオール (CBD) を豊富に含んだ大麻品種の発見である。CBD は THC に次いで二番目に多く含有されるカンナビノイドであり、抗炎症作用、抗酸化作用、抗がん作用、神経保護作用などの様々なプロパティーを有するが、THC のような精神作用は認められず、それゆえに依存性や乱用性が伴わない[16]。

　CBD の化学構造自体は1963年にミシューラムにより発見され[17]、1980年には既に側頭葉てんかんの患者の発作を有意に抑制

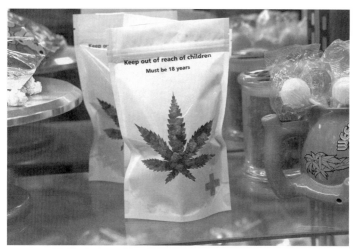

ニューヨークで売られている大麻商品（写真提供：AFP＝時事）

することが知られていた[18]。しかし先述の国際的な大麻規制により、その臨床応用は妨げられていた。

　状況が一変したのは2000年代後半のカリフォルニア州においてであった。大麻草には現在、4000種を超える品種が存在すると言われており、品種毎に含有される薬効成分の配合は異なる。2007年に大麻の成分を測定するラボが作られたことにより、含まれるカンナビノイドやテルペノイドの含有量が測定可能となり、その結果、CBD優位種とでも呼ぶべき品種が同定されたのである。これにより学術業界において、知る人ぞ知る状況であったCBDの医学的なポテンシャルが商業的に応用可能となったと言える。

　こうして始まったCBDムーブメントが世界的潮流に拡大するきっかけとなったのが2013年にCNNで放送された『Weed』（大麻を意味する俗語）というドキュメンタリー番組で放送された少女の姿であった。難治てんかん患者であるシャーロット・フィギーはその

他の治療では発作の抑制が困難であったが、CBDを豊富に含む品種の大麻草から作られた自家製のオイルを使用することで、1日に100回を超える発作がほぼ完全に抑制されたのである。今日、彼女が使用していた大麻草の品種は"シャーロッツ・ウェブ（シャーロットの贈り物）"と呼ばれ、ブランド品種・製品として世界的な知名度を獲得している。また彼女に大麻を提供した農家（スタンレー兄弟）は現在、シャーロッツ・ウェブ・ホールディングスとしてカナダの株式市場に上場する企業にまで成長した。

今日、CBDの活用はてんかんなどの重篤な疾患に留まらず、食品・サプリメントとしてより幅広く使用されている。2014年には米国連邦法の改正が行われ、THC含有量が0.3％未満の大麻草の品種に関してはヘンプとして区分され、2018年にヘンプの流通は自由化された。これによって2019年以降、米国から日本に向けてCBD製品の出荷が始まったことで、国内においても健康食品としての盛り上がりを見せている。

医学的効果としては、睡眠改善効果、抗不安作用、抗うつ作用、鎮痛作用を期待し使用しているユーザーが多いことが知られており[19]、実際にてんかん以外にも統合失調症や不安障害、パーキンソン病などの治療薬としては人を対象とした研究が進みつつある[20]。

こうしたCBDの商業的成功により、THCやCBD以外の含有量の少ないカンナビノイド（マイナーカンナビノイド）に対しても、医学的・産業的な注目が集まっている。基礎研究の結果、CBG、CBN、THCA、CBDAなど、大麻に含有される個々のカンナビノイドにもそれぞれ薬理作用が認められており、農業・産業技術の進歩により、これら微量成分も合成や抽出が可能になっている。今後、THC、CBDに次ぐ第三、第四のカンナビノイドが医薬品、食品、雑貨などとして幅広く利用されていくことは間違いないであろう。

このように大麻草から単一の成分を抽出する利用法が注目を集める一方で、薬理効果の面では、全草に含有される成分をそのまま全体として使用する場合に、薬効がより高まることが知られてきており、これはアントラージュ効果と呼ばれている[21]。これは漢方薬の作用機序と類似性がある。漢方薬も複数の植物に含有される種々の薬理活性物質の総体として薬効が立ち上がる構造となっており、そのメカニズムは複雑である。また卑近な例ではあるが、○○48などのアイドルグループから、一番人気のある個人をソロデビューさせても思ったほどの人気が出ないことにも似ているように感じられる。西洋の要素還元主義的なアプローチと科学的な探求の末に、生薬としての全体活用という原点に戻りつつあるのは教訓的で興味深い。

6　処方箋医薬品としての大麻活用

　現在の医療大麻市場を見渡すと、代替医療薬品に区分される製品が流通の大半を占めているが近年、病院で提供される標準医療の領域でも大麻由来の医薬品が承認され、使用可能となっている。英国のGW製薬が開発したTHC：CBD＝1：1のスプレー製剤であるサティベックス®は多発性硬化症に伴う痙性の治療薬として、2010年に英国で医薬品として承認され、その後欧州30カ国で流通している。また同社が開発したCBD製剤であるエピディオレックス®は2018年に合衆国で難治てんかん（ドラベ症候群、レノックス・ガストー症候群）に対する治療薬として承認を受け、その後EU諸国でも販売開始となった。それまでもカンナビノイドを医薬品として利用した製剤（ドロナビノールなど）は存在したが、GW製薬の両製品は天然の大麻草を原料として製造している点が、これまでのカンナビノ

イド医薬品と異なる点である。これらの処方箋医薬品の登場によって、医師が"大麻"を処方するという状況が実現し、医療大麻の認知は社会的に大きく広がった。今後も新規に発見されたマイナー・カンナビノイドに関しては、物質特許で権利保護が可能であるため、処方箋医薬品としての開発や流通が進むと考えられる。一方でTHCやCBDなどの古典的なカンナビノイドを主成分とする製品は、代替医療市場で流通する食品や乾燥大麻と競合するため、価格の観点から今後マーケットにおいて優勢となる可能性は低いと考えられる。

7 国際的な医療大麻の認知

このような情勢を背景に、合衆国以外でも医療目的の大麻使用は解禁の動向が進んでおり、2021年時点でおよそ50の国と地域で何らかの医療大麻は合法的に使用可能となっている[22]。アジア諸国を例に挙げると、2018年に韓国は製薬企業が製造する大麻由来の医薬品に限り使用を解禁した。これは限定的な意味での医療大麻合法化である[23]。一方で対照的な制度を導入したのはタイである。元来、豊かな薬草文化を有する同国では、2019年に解禁が決まると急ピッチで政策が進められ、世帯あたり6株までの自家栽培が許可される方針となっている。既に一部の病院のレストランでは大麻を使用した食事が提供され、旅行者も利用可能となり、その様子は日本の地上波でも放送された[24]。

これら各国の改編を受け、2020年末には国連麻薬委員会（CND）が、加盟国の投票により1961年に制定された「麻薬に関する単一条約」の分類上での大麻の扱い見直しを決定した。これによって国際社会において、大麻が医療的有用性があることが正式に認められ

た形になる[25]。

8 日本国内の動向と今後

　日本国内でもサプリメント扱いで流通している CBD 製品により、その他の治療で発作抑制が困難なてんかん患者に福音がもたらされている。筆者は2018年に生後6ヵ月の難治てんかん患者に対する CBD サプリメントの使用相談を受け、製品の調達や服用量・方法の指導を行った。すると1日に20回以上認められた発作が完全に消失したため、これを学術的に報告した[26]。それ以降も、てんかん患者からの問い合わせが相次ぐため、これらに対応する形で CBD 製品の非営利供給と有効性＆安全性評価を目的としたプログラムである"みどりのわ"を立ち上げ、てんかん患者に対するコンサルティングを行なっている[27]。2021年7月までの時点で、およそ40名のてんかん患者が我々のプロジェクトを通じて CBD 治療にアクセスし、その半数以上が発作の軽減を自覚している。これらの患者の大半は標準的な抗てんかん薬の使用では発作抑制ができなかったことを考慮すると、CBD の有効性は刮目に値するものである（2021年11月には、これらのてんかん患者家族を中心にカンナビノイド医療患者会〔PCAT〕が設立され、てんかん以外の難病患者にもカンナビノイド医療への安全かつ安価なアクセスを供給する体制が整えられつつある。https://www.pcat-japan.com）。

　これらの取組み、および諸外国でエピディオレックス®が処方箋医薬品として流通していることがきっかけとなり、2019年には国会で大麻由来医薬品の国内治験を認めるとの答弁が厚労省によりなされ、日本でも医療大麻の活用の道が模索されつつある。2021年

に開始された、厚労省監視指導麻薬対策課主催の大麻問題についての有識者会議でも、医療目的の使用については部分的に規制を緩和する方向が示された[28]。

　これは歓迎すべき傾向ではあるが、現時点で検討されているのは製薬企業により製造販売され、処方箋医薬品としての承認を得た製品の解禁に留まり、合衆国などで認められている代替医薬品としての幅広い活用は想定されていない。

　これは医療大麻治療の本質を考えると、検討が不十分と言わざるを得ない。カンナビノイド医療の最大の強みは患者毎に適切な品種や使用量が異なる点にある。

　つまりAという患者に対してαという品種の大麻は効果がなくても、βという品種は有効である可能性があり、それらのマッチングのバリエーションは無限に等しい。このマッチメイクを可能にしているのは、様々な品種、製品が自由に流通できる社会制度であり、製薬会社の特定商品だけが流通可能という状況では、この多様性の担保は困難である。

　日本では国民皆保険制度が諸外国に比べ充実しているため、代替医療・統合医療への馴染みは薄く、代替医療としての医療大麻という立ち位置を説明することに対して筆者は常々、困難を感じている。しかし今後、日本でも財政の悪化に伴い、国民皆保険制度の縮小が検討されている。実際に2019年には安倍政権により湿布や風邪薬、漢方薬などの薬局で販売可能な薬（市販類似薬）は保険対象外とする方向で検討されていると報道された[29]。今後長期的には国民皆保険民営化の可能性も十分に考えられるだろう。すると合衆国のように、保険証を持たない層が発生し、彼らは現在のような医療へのアクセスを得られなくなる可能性が高い。そのような状況下において、自

分で育てて自分で使うことが可能な薬用植物として、医療大麻のポテンシャルが切実に必要とされる社会が訪れるかもしれない。

....

【参考文献】

1　https://www.psychologytoday.com/intl/blog/the-teenage-mind/201106/history-cannabis-in-india

2　https://www.tandfonline.com/doi/abs/10.1300/J175v02n02_04

3　http://news.bbc.co.uk/2/hi/programmes/panorama/1632726.stm

4　ヨハン・ハリ（福井昌子訳）『麻薬と人間─100年の物語』作品社、2021年。

5　https://www.greenzonejapan.com/2020/08/31/glaucoma/

6　https://medicalmarijuana.procon.org/legal-medical-marijuana-states-and-dc/

7　https://jcannabisresearch.biomedcentral.com/articles/10.1186/s42238-020-00038-w

8　https://www.projectcbd.org/science/endocannabinoid-discovery-timeline

9　同上。

10　同上。

11　https://pubmed.ncbi.nlm.nih.gov/15159679/

12　https://www.ncbi.nlm.nih.gov/pmc/articles/PMC3069146/#!po=6.52174

13　https://www.crimeandjustice.org.uk/sites/crimeandjustice.org.uk/files/Estimating%20drug%20harms.pdf

14　https://www.drugabuse.gov/publications/research-reports/marijuana/marijuana-gateway-drug

15　https://www.thelancet.com/journals/lancet/article/PIIS0140-6736（10）61462-6/fulltext

16　https://www.who.int/medicines/access/controlled-substances/Cannabidi

olCriticalReview.pdf

17 https://www.sciencedirect.com/science/article/abs/pii/004040206385022X

18 https://pubmed.ncbi.nlm.nih.gov/7413719/

19 https://www.greenzonejapan.com/2021/06/11/reasons_take_cbd/

20 前掲注14と同じ。

21 https://www.cannabistech.com/articles/what-is-the-entourage-effect-in-cannabis/

22 https://en.wikipedia.org/wiki/Legality_of_cannabis

23 https://dl.ndl.go.jp/view/download/digidepo_11281071_po_02790209.pdf?contentNo=1

24 https://www.afpbb.com/articles/-/3326764

25 https://www.greenzonejapan.com/2020/12/05/cnd_vote/

26 https://pubmed.ncbi.nlm.nih.gov/32695984/

27 https://www.greenzonejapan.com/midori/

28 https://www.mhlw.go.jp/content/11121000/000796820.pdf

29 https://www.sankei.com/article/20191201-BRGOZKOH7BKM7G7ZYCNPOA6CJQ/

第 **3** 章

医療政策でもなく刑事政策でもなく、社会的政策としての大麻政策

佐藤哲彦　関西学院大学社会学部教授

さとう・あきひこ　1966年、東京生まれ。京都大学文学部を卒業後、出版社勤務を経て京都大学大学院文学研究科に進学。同博士課程中退後、熊本大学文学部教授を経て2011年より関西学院大学社会学部教授。文学博士。2013年から2016年まで薬物政策の国際雑誌International Journal of Drug Policyの編集委員を務めた。主な著作に、『覚醒剤の社会史』(東信堂、2006年・日本犯罪社会学会奨励賞、日本社会病理学会学術奨励賞受賞)、『ドラッグの社会学──向精神物質をめぐる作法と社会秩序』(世界思想社、2008年)、『Risk and Substance Use：Framing dangerous people and dangerous places』(共著、Routledge、2020年) などがある。

1 犯罪かそれとも病気か、という問いの問題

　わが国では長年にわたり、大麻所持を犯罪として扱ってきた。一方ようやく最近になって薬物依存は病気であるという認識の下、薬物使用もまた医療的な処遇という観点から論じられつつある。それにより、大麻使用をめぐっても同様に医療関係者が論じる機会が増えている。

　そのような昨今の変化のためにかえって見えにくくなっているが、薬物使用を犯罪として取り締まるべきか、それとも病気として治療するべきかという問いは、本来であれば薬物政策というより大きな観点から論じる必要があるものである。刑事的に対処したり医療的に処遇したりすることは、薬物が社会的にどのような意味をもち、それにどう対処するかという政策の一部に過ぎない。それらは、

現在の社会状況に鑑みて、より大きな観点にもとづく政策に用いる必要のある施策の選択肢である。

　大麻をめぐる「より大きな観点にもとづく政策」のことを、ここでは「大麻政策」と名づけよう。そうすることで、大麻の所持や使用の可否は大麻政策をどのように設定し運用していく必要があるのかという観点から論じることができる。

　そこで本章では、大麻政策をめぐって、いくつか社会的に重要な論点を示すことにしたい。そのさい世界各地で重要と認識されているのにもかかわらず、わが国では等閑視されがちな論点を中心的に取り上げよう[1]。

2 薬物統計から見る薬物使用

　まずは薬物政策という「より大きな観点にもとづく政策」が重要である理由について、国際的な薬物問題の統計から論じてみたい。大麻政策について考える準備作業として、大麻政策を含む薬物政策の意義について理解しておく必要があるからである。

　あらかじめ述べておくと、そこで最も重要なことは、薬物依存に代表される問題 —— これを薬物使用障害 (drug use disorder) と呼ぶ —— が、薬物使用という行為もしくは現象の一部に過ぎないということである。したがって、薬物政策を、依存などの薬物使用障害を中心に論じることが適切ではないことが分かるだろう。

(1) 世界薬物統計

　国連機関の一つである国連薬物犯罪事務所が毎年発表している薬物に関する統計として、世界薬物統計 (World Drug Report) がある。次頁の図 (図1) は2020年版世界薬物統計を筆者が翻訳したものだ

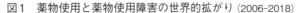

図1　薬物使用と薬物使用障害の世界的拡がり (2006-2018)

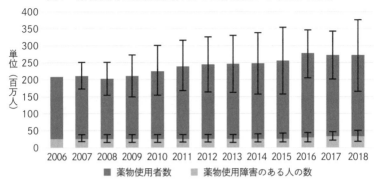

■ 薬物使用者数　　■ 薬物使用障害のある人の数

出典：国連薬物犯罪事務所による年次調査
（過去1年間に薬物を使用した15歳から64歳の推計）
＊このグラフは World Drug Report 2020 の第二分冊 (10ページ) を翻訳したもの

が、その報告では次のように指摘されている[2]。

　　「2009年から2018年にわたって、過去一年に何らかの薬物
を使用した人は世界中で2億100万人から2億6900万人に増
加した。言い換えると、四分の一以上 (28%) 増加したが、その
一部は全世界の人口増加の結果である。結果的に薬物使用の広
がりはこの間12%以上増加し、2009年の成人人口の4.8%か
ら2018年の成人人口の5.4%となった。」(WDR 2020：10)

　　「過去一年に薬物を使用した推計2億6900万人のうち、
3560万人は薬物使用障害に苦しんでいると推計される。すな
わち、その薬物使用パターンが有害かもしれず、あるいは薬物
依存を経験しているかもしれず、そのために治療を必要として
いるだろうということである。これは15歳から64歳までの人
口の0.7%に薬物使用障害が広がっていることを示している。」

（WDR 2020：11）

　以上の統計から計算すると、薬物使用障害のある人の割合は、薬物使用者の約13％であることが分かる。

(2) 薬物統計が示していること

　そこで、この世界薬物統計からは次のことが示唆される。

①　薬物依存や急性反応を含めた治療が必要とされる薬物使用障害のある人は、薬物を使う人の1割強に過ぎないということ。医師らが目にするのは薬物使用障害のある人たちであって、薬物使用者ではないということ。

②　したがって、薬物政策は本来、覚醒剤であれ大麻であれ、薬物使用障害を含めた薬物使用全体を対象とした政策として、9割近くを占める薬物使用者を考慮した政策である必要があること。

　ただしこの二つ目の論点について、反論としていわゆる「飛び石理論」が挙がることも考えられる。飛び石理論とは、大麻を使用するとそれが入り口となってヘロインなどの強い麻薬の使用に至るという仮説である。しかしこれは、後述するように、オランダが1976年の阿片法改正により大麻の個人的使用を非犯罪化するさいに、すでに薬物市場の分離によって防ぐことが出来ること、つまり、薬物そのものの性質によるものではないことが明らかにされている（佐藤 2004）。

　以上のように、薬物統計からは、薬物政策を考えるにあたって、薬物依存に代表される薬物使用障害ではなく、薬物使用それ自体を中心にした政策を議論する必要性が示されている。ただしこれは、

依存などが問題ないということではない。薬物使用障害には医療的な処遇に代表される施策が必要である。そこで、医療的処遇も含めた政策の全体像を、薬物使用というより大きな観点から議論する必要があるということなのである。それは後述するように薬物政策の社会的な意味を考える必要があるということである。

3 薬物政策史から考える大麻取締法

では、薬物政策の観点からすると、わが国の現在の大麻政策の骨格をなす大麻取締法にはどのような特徴があるのだろうか。それを考えるために、ここではまずその成り立ちの経緯と、その経緯それ自体の成り立ちについて考えてみよう。

(1) 生活に密着した大麻

大麻取締法は1948年に制定された。その提案理由として、大麻はすでに麻薬として取り締まってきたが、麻薬取締法が医師や薬剤師などに関連するのに対し、大麻は異なった職業分野に関連しており、別の法律が必要であるからとされた（第二回国会衆議院厚生委員会議録第八号、昭和23年6月12日）。ではどうして職業分野が異なっているのか。

大麻に関連する職業分野を考えるための最もわかりやすい例として、ここでは戦前の高等小学校の教師用教科書における大麻の記述を取り上げよう。次頁の画像は、1909（明治42）年刊行の高等小学校第一学年用『小學理科詳解』の表紙と目次部分とを合わせたものである（国会図書館蔵）。

目次下段の第15に「大麻と草綿」とある。つまりこれらは麻と綿に関する記述なのである。

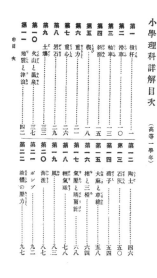

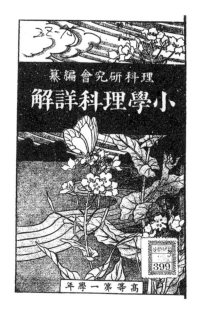

　該当頁の本文は「大麻は人間にとってどんな利益がありますか。茎から繊維をとって布、糸、縄などを製し又下駄の緒、草履の裏などに作ります。どんな形をしている植物でしょうか。」（理科研究會1909：58）と始められ、形態や性質、栽培法について細かく述べられている。そして「これを取って色々のものを作るのです」（同前）と論じられている。つまり大麻は生活に密着した植物として、教科書で論じるほど重要な農作物であった。これが麻薬とは関連する職業分野が異なっている理由である。

（2）敗戦後に占領軍からもたらされた大麻取締法

　ではなぜそのように一般的な農作物が薬物として禁止されることになったのか。それは敗戦後に日本を占領統治したGHQ/SCAP

による 1945 年の「日本における麻薬製品とその記録に関する統制」（連合国軍対日指令 130）により取り締まりが求められたためである。そこで作られたのが大麻取締規則であり、大麻取締法の審議時点で「すでに麻薬として取り締まってきた」とされたのは、この規則のためであった。

　GHQ のこの指令に対する驚きを当時内閣法制局にいた林修三は次のように記している。

　　　「占領軍当局の指示で、大麻の栽培を制限するための法律を作れといわれたときは、私どもは、正直なところ異様な感じを受けたのである。先方は、黒人の兵隊などが大麻から作った麻薬を好むので、ということであったが、私どもは、なにかのまちがいではないかとすら思ったものである。（中略）厚生省の当局者も、わが国の大麻は、従来から国際的に麻薬植物扱いされているインド大麻とは毒性がちがうといって、その必要性にやや首をかしげていたようである。従前から大麻を栽培してきた農民は、もちろん大反対であった。」（林 1965：20-21）

　この林修三の論文はこの後、占領終了時に法制局がこの法律の廃止を推進したものの、厚生省が「最後の踏切りがつかないというので、私どももそれ以上の主張はせず、この法律の廃止は見送られることになった。」（林 1965：21）と続いている。そして、その後 60 年代に大麻使用に直面し、廃止せずにいて良かったと結んでいる。

　ただしここで注目したいのは、そのような大麻取締法の評価ではなく、林がおそらくは意図せず書き残した「先方は、黒人の兵隊などが大麻から作った麻薬を好むので、ということであった」（林 1965：20）という文言である。この文言の奇妙さは、薬物の規制に

関するものであるのにもかかわらず、薬物の成分でも作用でもなく、人種に言及していることである。実はここには「大麻の問題性と人種の組み合わせを当然のものとして説明する思考が、アメリカ合衆国における大麻の問題化と犯罪化に関連していること」(佐藤 2020：75) が示されている[3]。つまり、日本の大麻政策はアメリカの大麻政策の延長として成立したこと、そしてそれはこの文言にあるように、黒人など有色人種への差別的な視線と結びついていたということである。

ただしこれは、占領軍に押しつけられたものだから問題だとしているわけではない。「日本では古来、大麻は宗教的な意味をもっていたにもかかわらず占領軍に禁止が押しつけられた」という、ナショナリスティックな感情に訴える言説が大麻をめぐって存在しているのは確かであり、それはすでに1977年に作家の野坂昭如によって語られている (野坂・芥川 1977)。しかしそれもまた大麻をめぐる言説の一片に過ぎない。そうではなく、ここでは日本の大麻政策の由来とその機能について考える必要性を指摘しているのである。

そこで次に、日本の大麻政策の枠組を提供した、アメリカの大麻政策成立の経緯を論じよう。それは薬物政策の成立過程の問題性や、薬物政策がもつ機能を典型的に示している。

4 アメリカにおける大麻取り締まりの経緯

アメリカ合衆国における連邦規模の大麻統制は、1937年の大麻課税法によるものが最初である。それまでアメリカでは一方で医薬品として、他方で娯楽として大麻が使用された。

医薬品としての大麻は1851年の第三版アメリカ合衆国薬局方にはじめて記載され制度的に認められた。さらに第四版 (1861年) から

は、使いやすい大麻チンキの製造方法も掲載された。1906年の純正食品薬品法によって医薬品に大麻成分が含まれる場合にその記載が義務づけられたものの、薬局方への記載は大麻課税法直前の第十一版 (1936年) まで続いた (佐藤 2020：75)。

その一方で19世紀後半には娯楽使用も紹介された。たとえば1876年にフィラデルフィアで開催された万国博覧会でオスマントルコ皇帝によって大麻が振る舞われたことも知られている。その後20世紀に入るとティーパッドと呼ばれる大麻吸引クラブが大都市で見られるようになったが、禁酒法が施行されると、むしろ違法なモグリ酒場の方が人気を博し次第に消滅していった (佐藤 2009)。

(1) 黒人が使用する大麻を問題化する

ところが大麻が人気を博した地域がある。南部最大の都市ニューオリンズである。この都市は当時は国際貿易港で、さまざまな人種や生活習慣があふれ、大麻が受け入れられた。そしてこの都市を中心に発達したジャズの演奏家たちにも愛好され、大麻にまつわるジャズが数多く作られ演奏された (佐藤 2009：132-133)。しかしその一方で、大麻が黒人によって、赤線地帯を中心に使用されていることが問題視されるようになった。

アメリカ薬物政策史の代表的研究者であるデビッド・マストは、アメリカ国内での大麻規制への関心は南西部発祥のものであり、とくに第一次世界大戦後に増加したようだとしている (Musto 1998：218)。ルイジアナ州では州保健委員会委員長が、大麻は幻覚を引き起こす強い麻薬であり、国家レベルで規制すべきであるとした。同州の知事は大麻が殺人の原因であるとさえ論じた。ただし、連邦政府は1914年のハリソン法 (麻薬取り締まりの法律) の運営にかかりきりで、いまだ大麻は規制には結びつかなかった。

とはいえ、大麻を犯罪との結びつきを介して問題化することは、公的機関でその後も行われた。たとえば、ニューオリンズの地方検事は「こんにちでは、闇世界がこの薬物の価値にすぐさま気づき、無宿者の意志を親分の意志に服従させるのに使っている。これを使うとあらゆる抑制が消え去ってしまうのであって、現在の日常的な犯罪はその影響にあるといえるだろう」(Stanley 1931 : 256) と書いた。大麻によって理性の抑制がなくなって犯罪を犯すというこの考え方は、大麻禁止を訴える映画として有名な『リーファー・マッドネス』の描写へと引きつがれていく、大麻問題化の典型的な説明であった。

(2) メキシコ人労働者が使用する大麻を問題化する

このように黒人の大麻使用が問題化されたものの、当初は連邦水準では取り上げられなかった。それが転換したのは1930年以降である。これにはメキシコ人労働者による大麻使用が問題視されたことが大きい。

メキシコ人労働者は以前から中西部を中心に農業労働力として重宝されていたが、第一次世界大戦勃発後の1920年代にはアメリカ国内経済が活況となり、北部でも工場労働者として雇用されるようになった。その一方でメキシコ人は人種的に劣るとされ、大麻使用によって理性を失い、性犯罪を犯すなどと考えられるようになった。

そこで重要な転機は1929年の大恐慌である。不況のためにアメリカ全体で1200万人もの失業者が発生した。そして、失業者の増加によりメキシコ人労働者はこれまで以上に反感を持たれるようになった。農家は低賃金の彼らを必要としていたが、労働組合のアメリカ労働総同盟は、メキシコ人に代表される外国人労働者を厳しく制限することを望んだのである。

メキシコ人労働者の排斥を強硬に求めた団体として知られている

のが「アメリカ連合」である。アメリカ連合は各地の新聞に手紙を送る作戦によって、大麻問題化を媒介にしたメキシコ人労働者の排斥運動を展開した。たとえば、1935年9月のニューヨーク・タイムズには次のような手紙が掲載されている。

> 「大麻は、おそらく私たちの世界の麻薬の中で最もずる賢いもので、際限のないメキシコ移民の直接的な副産物である。(中略)メキシコ人の売人は学童に大麻タバコのサンプルを配っているところを捕まった。われわれのメキシコ移民排除法案は不可解にも1924年移民法以来、毎回議会でブロックされている。われわれの国にはもうこれ以上労働人員はいらない。」(Letters to Editor より)(Musto, 1972：104)

大麻の問題化と移民や外国人労働者の排斥運動がセットとして展開されたのである。

(3) 大麻課税法の成立

しかしそれでも1930年設立の連邦麻薬局は大麻単独の立法に乗り気ではなかった。ハリソン法を補助するための1932年統一州麻薬法にもとづき、各州で対処するように求めていた。ところがやがて、財務次官(麻薬局は財務省管轄)をはじめとする各方面からの圧力により、麻薬局は大麻使用の犯罪化を目指すことになった。

当時の初代麻薬局長ハリー・アンスリンガーは、課税という観点から大麻を所持するのに証書を求め、その証書を発行しないという方法で禁止することにした。当時はすでに大麻は直接には犯罪を引き起こすことはないという医師の証言もあったが、世論の後押しで1937年大麻課税法が成立した。とはいえ、アンスリンガーや麻薬

局の関心は大麻にはなくヘロインにあった。大麻は中西部などで保安官や地元警察がメキシコ人相手の問題として取り扱う事柄であり、首都ワシントンのある東部の問題ではないこと、課税法成立後も部下にはヘロインの取り締まりに注力するよう促したことを、アンスリンガー自身がインタビューで語っている (Musto 1998 : 222)[4]。

この証言は興味深いことに、もっぱら行政官としての自らの役務にのみ関心を寄せ、人種的な問題について関心のなかったアンスリンガーならではの視点を示している。つまり当時すでに、純粋に薬物使用の害という観点からすれば大麻は大した問題にはならなかったということの一端を指し示している。大麻取り締まりは、薬物の害という観点からではなく、あくまで特定地域における人種的問題に対処する方法と位置づけられていたことを示しているのである。

以上、概略的に見てきたように、薬物政策は移民や異人種を排除し統制する手段として機能してきた。日本で大麻統制を求めたGHQ の説明として「黒人の兵隊などが大麻から作った麻薬を好む」という文言は、以上のような文脈から出てきた大麻問題の認識であったのである。ただし以上の経緯は単なる昔話ではない。そうではなく、薬物政策がそもそもから薬物の成分や作用とは切り離された、社会的要素や局面と結びついて機能してきたことを示したのである。そしてそのような社会的局面が大麻政策をめぐる今日の議論の基盤を形成しているのである。そこで次に近年の大麻をめぐる議論を検討しよう。

5 大麻使用の非犯罪化と合法化の基盤

近年の世界の大麻政策という観点からすると、娯楽用大麻の合法化が一つのトピックを形成している。アメリカでは合法化がすでに

10州以上に広がり、2018年にはカナダが国全体で合法化した。娯楽用大麻の個人使用という意味では、初めてそれを可能にしたのは1970年代のオランダの非犯罪化である。そこで大麻政策の目的と機能を考えるために、それら非犯罪化や合法化の論点について整理して検討してみたい。

(1) 経済的要素への言及とその問題

そこでまずは合法化の理由説明がわが国でどのように論じられているかをみてみよう。2014年1月に実施されたアメリカのコロラド州の娯楽用大麻の合法化に関して、日本でしばしば見られたのが、税収増を「目的」として行われたとする報道や解説である。報道から学術論文まで、大麻販売で得られる税収を財政的に活用する「目的」で合法化されたと伝えられ説明された[5]。

確かに、かつて第一次世界大戦前の薬物政策は薬物貿易上の経済的利益を中心に進められた。しかしながら、近年の大麻の合法化に関して、日本の従来の論調で大麻の有害性を捉えたまま、「財政的に潤うことを目的として有害な薬物を合法化した」とする解釈は、端的に誤りである。もしこれをそう論じるのであれば、タバコやアルコールも同様に、有害であるのにもかかわらず「財政的に潤うことを目的として」合法化されているといえよう。

つまり税収増は、本来の目的に付随して考えられるものであり、実施後にようやく実証された働きの一つであって、それ自体は政策の機能である(したがって、その解釈は後出しジャンケンのようなものである)。その意味で財政的な事情を合法化に踏み切る「目的」や「理由」とするのは、目的と機能とを混同した、社会学的には誤った説明である。そもそもそこには、合法化が住民投票で選択されたという観点が欠落している。つまりその解釈には、人びとが経験的に知る大麻自体

の有害性と、大麻使用を違法としたままの状況の問題性とを比較衡量したという発想が見当たらないのである。行政が財政的に潤うことを訴えても、多くの人びとが経験的にその有害性を認識していれば合法化は選択されない。そこで考慮されたはずの大麻使用を犯罪としたままの問題性について、必要な言及がなされていないのである。端的に、民主的手続きの重要性が理解できていないのである。

　そこで以下では、これまでの非犯罪化や合法化の政策が、どのような社会的問題の解決を目的として議論され実践されたかについて考えてみよう。

(2) オランダにおける非犯罪化過程

　オランダは1976年の阿片法改正で、大麻の個人使用を犯罪として取り締まらない政策を打ち出した。それはオランダならではの当時の状況に対処する大麻政策であった。その経緯について考えてみよう (詳しい経過は〔佐藤 2004〕を参照)。

　オランダで大麻が普及したのは第二次世界大戦後である。1960年代に入ると覚醒剤やLSDなどさまざまな薬物が若者に普及しだした (de Kort 1994a)。そのような1960年代前半には大麻使用は厳しく統制されていた。しかし薬物使用の増加を受けて、1968年に精神科医ピーター・バーンが座長の委員会が薬物政策の見直しを命じられた。このバーン委員会の1972年の報告書で提案されたのが二軌道政策、すなわち薬物をソフトとハードに分け、別々の対処をする政策である (de Kort 1994b, Leuw 1994)。そこでは、大麻などのソフトな薬物については使用者も小売者も罰しないこと、ヘロインなどのハードな薬物の使用については所持及び使用をそのまま違法にしておくことなどが提案された。

　その審議で重要視されたことの一つは、若者を対象とした薬物使

用の調査結果である。1969年の調査では中等教育の生徒の11％が、1971年の調査では20％が、大麻を使用していることが明らかになった。5人に1人の若者を司法の対象とすることはさすがに問題視された。そこで、大麻が使用者にもたらす害以上の害を、彼らを犯罪者とすることでもたらすべきではないという見解に至ったという (de Kort 1994b)。そして、すでに述べたように、ソフトな薬物とハードな薬物の市場を法的に分化させることで、大麻使用が麻薬使用への入り口になることを防ぐことにしたのである。その後、大麻使用は軽罪となり、1973年の政権交代を受けて阿片法が改正され、国際条約との整合性から合法化ではなく非犯罪化とされた (de Kort 1994b)。

このようなオランダの薬物政策は次のような特徴があるという。すなわち「制度に順応しないライフスタイルに対して寛容であること」「危険な薬物使用方法が使用者の健康と社会へ与える有害性を減少させること」「非合法経済へは刑事的に対処すること」である (Leuw 1994)。

以上が、オランダの非犯罪化過程の概略だが、ここで重要なのは、若者の大麻使用の増加に直面して、彼らを犯罪者とすることの問題性を考えたことである。これは、人は犯罪者のレッテルを貼られると、それがその人の社会関係を大きく規定し、より犯罪者らしくなっていくという、社会学的なラベリング論をもとにした発想である。つまり、大麻使用を犯罪のままにすると、多くの若者が犯罪者としての経歴を歩むという問題が生じることになる。オランダはこのように社会的な観点を基礎に薬物政策を検討し変更したのである。

では近年のアメリカでの合法化はどのような観点で議論されているのだろうか。

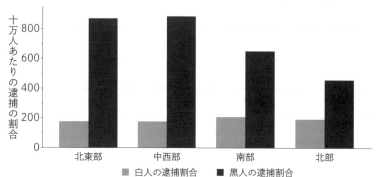

図11　人種と地域による大麻所持をめぐる逮捕率（2010年）

十万人あたりの逮捕の割合

■ 白人の逮捕割合　■ 黒人の逮捕割合

Source：FBI/Uniform Crime Reporting Program Data and U.S. Census Data

（3）大麻をめぐる法執行における人種的不平等

　ここではアメリカで最も影響力のある NGO の一つ、アメリカ自由人権協会（American Civil Liberty Union）の調査をもとに話を進めていこう。自由人権協会は特定の政党を支持せず、その自由を守る姿勢により広く支持されている NGO である。この協会が公的な統計を用いて2000年から2010年までの大麻に関連する逮捕を分析し報告した。

　この報告は「黒人と白人における大麻戦争」と題されて2013年に発表された。副題は「人種的にバイアスのある逮捕に何十億ドルも浪費」である。そこで明らかにされたことは、大麻をめぐる法執行においては明確な形で人種的な不平等が存在するということ、しかも黒人と白人が同じ割合で大麻を使っていても、黒人の方が白人よりも平均して3.73倍大麻所持で逮捕される傾向にあること、である。この傾向はアメリカ全土で見られたものである。さらに詳細に検討すると、上図の通り、地域によって差があり、北東部では白人よりも黒人の方がおよそ4倍も逮捕されやすい傾向にあることが

判明した（〔ACLU 2013 : 50〕の図11を筆者が翻訳）。この傾向は、その後コロラド州などで娯楽用大麻が合法化された後でも全国的に変わりなく、黒人にとっては依然として不平等な状況が続いていると指摘されている（ACLU 2020）。

　このような現状に対して、自由人権協会が推奨した解決方法は、大麻の合法化である。

　　　　「わが国の座礁した大麻戦争を修理するために、アメリカ自由人権協会は課税、免許制、さらに法規といったシステムによる、21歳以上の人たちへの大麻合法化を推奨する。合法化こそが、有色人種コミュニティに狙いを定めた法執行を終わらせる最も賢く最も確実な方法であり、さらにいえば、それは資金難に陥っている州に歳入をもたらしつつ法執行のコストを減らせる。州は節約され生み出された資金を、公共教育や、薬物乱用治療を含めた公衆衛生プログラムに投資することが出来るだろう。」（ACLU 2013 : 5）

　大麻所持や使用を犯罪として取り締まる限りにおいて、人種差別的で不平等な法執行はなくならない。であれば、法執行そのものをなくすことでその不平等を解消し、しかも執行にかかっていたコストを公衆衛生に振り向けることができると指摘されているのである。

　ここで指摘されているように、合法化はそもそも税収のためではない。それは本来の目的に付随的に寄与する要素である。そもそもの目的は、大麻の犯罪化によって生じている社会的不平等を解消することにある。

（4）カナダにおける合法化推進の説明

　同様に、社会的不平等をめぐる観点によって合法化を推進したのがカナダである。カナダで娯楽用大麻の合法化が実施されたのは2018年10月である。

　この合法化を推し進めたのは自由党を率いるジャスティン・トルドーである。彼は2015年の選挙で合法化を公約に掲げ、政権奪取後に合法化を実現した。ではなぜ彼は合法化を公約に掲げたのか。彼は2017年のタウンミーティングで次のように社会的不平等の観点からそれを説明している。

　彼の弟（故人）は20年前、高速道路で大事故に巻き込まれたが、そのとき荷物から大麻が見つかり、大麻所持の罪に問われることになった。しかしながら父親（元首相）がそうならないように運動したという。

　　　「弟がモントリオールの家に帰ってきたとき、父は『オーケー、心配するな』と言って、法曹界の友人に連絡して可能な限り最高の弁護士をつけ、その罪は『なかった』ことにできると自信満々でした。僕らにはそういうことができました。僕らにはさまざまな資源もありましたし、父には幾つかのコネクションもあったからです。それで僕らは弟がこの先の人生で犯罪歴に苦しまないでいられると自信がありました。しかしながら、マイノリティーのコミュニティーや周縁化されたコミュニティー出身の人々は、経済的な資源もないためにそういう選択肢はありませんし、刑事システムから名前を消すこともできません。それこそが現在のシステムの根本的な不平等の一つであって、それはコミュニティーが異なると影響も異なるという問題なのです。」（2017年4月24日 Vice Canada による映像の音声を筆者

が翻訳)

　ここで指摘されているように、カナダでも大麻をめぐる法執行において社会的な不平等が存在した。それを取り除くという目的で大麻使用の合法化が行われたのである[6]。

　ただしそれは選挙に合わせて急に立ち上がった論点ではない。その基礎には、カナダで10年以上前から行われている大麻をめぐる調査研究と議論がある。たとえば2002年の上院特別委員会による大麻をめぐるレポートでは、15歳から24歳までの若者の30%が過去一年間に大麻使用経験があるという調査などが検討され、他の薬物の入り口になるとはいえないことも論じられた。2012年の健康調査でも15歳から17歳の20%、18歳から24歳までの33%が、大麻使用経験があるという結果が示された。一方、2002年のレポートでは大麻の使用パターンからしても健康への影響はそれほど見られないこと、治安にはほとんど影響を及ぼさないこと、非合法であることが組織犯罪に利をもたらすこと、取り締まりに予算がかかるために教育や予防の予算が削られていること、などが指摘された。

　このように、トルドー政権が突然合法化したというよりもむしろ、大麻政策に関連する社会経済的諸要素がすでに検討されており、なかでもとくに大麻使用の犯罪歴をめぐる社会的不平等を問題にすることで合法化を目指したのである。

6 社会的政策としての大麻政策

　以上の非犯罪化政策や合法化政策が示しているのは、大麻政策は社会的な政策であるということである。つまり、単なる医療政策でも刑事政策でもなく、社会的な目的を実現するための政策であって、

医療的処遇や刑事的処遇はそれに寄与する施策として捉えられるということである。

(1) 日本の薬物政策と人種差別的行為

とはいえ、以上の議論に疑問を感じる人もいるだろう。外国ならともかく、わが国の薬物政策で社会的不平等などは生じていないと信じている人たちが多いと思われる。しかしそれが誤解であることは、2021年に黒人とのミックスの人びとをめぐる警察官の差別的処遇を撮影した動画によって明らかになった。

2021年1月と6月に別々の場所で別々の警察官によって、ほぼ同様の差別的な職務質問が行われたことが記録されている[7]。それは警察官が外見だけで判断して（不審事由がないのにもかかわらず）「ドレッドヘアの人は薬物を持っていることが経験上多い」として、職務質問や所持品の検査を行った問題である。

これらは撮影された動画によってたまたま明らかになったもので、さらには別々の時期に別々の警察官によって行われたことから考えても、警察官個人の問題というよりも職務質問における慣行として、アフリカ系の人びとやミックスの人びとがしばしば巻き込まれている日常的な差別的状況だと考えられる。それが薬物を理由に行われている。これが現在の薬物政策の社会的機能の一つである。

(2) 若者を取り締まる大麻政策

最後に、上で論じたオランダの大麻使用の非犯罪化過程のことをいま一度想起しよう。そこでは、多くの若者が大麻使用で逮捕されることが問題とされ、非犯罪化が目指された。若者たちが将来的に社会的に不利な状況に追い込まれるからである。カナダでも同様に、大麻使用の犯罪歴が若者のその後の生活で不利な状況を生むこと、

それが不平等に配分されていることが問題視された。

　わが国でも当初から大麻使用は若者が中心であり、1995年には10代と20代が検挙者の7割を占めているとされた（朝日新聞1995年10月10日「大麻での摘発　10代・20代が70%」）。現在でも20代と未成年者の割合が2008年で6割を越え、2016年でも約45%となっている（厚生労働省ホームページ「大麻をめぐる現状」）。

　ということは、大麻政策は、大麻の取り締まりという名の下に、現実的には若者の取り締まりに傾斜した政策である。つまり、大麻政策とはこの社会が若者をどのように処遇するかということの一つの表現であり、明らかにそれが抑圧的であることを示している。

　一つは人種差別的活動としての機能を有して、それが実際に行われていること、そしてもう一つは若者を中心的に取り締まる機能を有して、それが実際に行われていること。これらが現在の、そしておそらくは今後の、大麻政策の社会的な意味である。したがって、大麻政策を考えるとは、これらの問題についてわれわれがどのように応答するのかということを意味しているのである。

1　本章は2021年5月7日に開催された、大麻ティーチインシリーズ第5回「薬物政策としての大麻政策——政策としての歴史的文脈と現在の論点ー」の報告原稿を加筆・修正したものである。

2　例年の統計であれば世界的広がりは割合（%）で示されるが、2020年版はなぜか実数（同統計の図2と同じ）で示されているため、そのままとした。また、「薬物使用者数」や「薬物使用障害のある人の数」は各国で集計・推計された最新のものをもとにしているため、本文には推計幅がカッコ付きで示されている。ここでは読みやすさを考慮し、推計幅を省略して訳出した（WDR 2020 : 10-11）。

3　林修三の論文は昔から知られていたものの、この「黒人の兵隊」という文言に初めて注目し、アメリカの大麻政策との関連を指摘した論文は（佐藤2020）である。しかし、2021年に出版された大麻に関する書籍では同じ指摘が佐藤論文を参照元として示さず無断で行われており参照などには注意が必要である。

4　筆者は2006年8月にデビッド・マスト教授（2010年逝去）に面会し、そのインタビューの内容について議論した。日本ではアンスリンガーが課税法制定を強力に推進したかのように論じられたが（関1981）、彼によれば、アンスリンガーは当時東部で流行していたヘロインの取り締まりにしか関心がなかったという。

5　たとえば（土方 2012）を参照。しかしながら、望ましくない嗜好品に対して税率を高くして使用を抑制するのは、タバコなどにも用いられている従来の統制方法であり、高税率だからといって税収増を目的にしたものとは限らない。新聞報道でも税収に活用するのが目的とされ、実際に税収増が実現すると州政府が「ほくそ笑む」（読売新聞 2014年3月13日「大麻を解禁 「実験」の行方」）などと伝えられた。同様に、医師らが論じた論文では、コロラド州の合法化の理由が経済的なものとされている。「したがって、行政側が大麻の合法化に踏み切る理由は、大麻の安全性が認められたためでなく、アルコールと同様に有害な大麻使用を防止し、違法市場に流れる資金を州の財源として様々な政策に活用するためである」（冨山・船田 2020）。しかしながら、この論文が引用のすぐ下の部分で参照している（Ghosh et al. 2017）には、そのような経済的目的は書かれていない。つまり「財源として」という目的に言及するこの記述の論拠は不明である。

6　カナダにおける医療大麻の展開については（佐藤 2019）を参照。

7　https://japan4blacklives.jp/2021/07/ourepisodes/racialprofilinginjapan/（非営利団体 Japan for Black Lives）を参照。

【文献】

・American Civil Liberties Union, 2013, *The War on Marijuana in Black and White*, ACLU

・American Civil Liberties Union, 2020, *A Tale of Two Countries*, ACLU

・Ghosh, Tista S. et al., 2017, "Lessons learned after three years of legalized, recreational marijuana : The Colorado experience", *Preventive Medicine*, 107, 4-5

・林修三 , 1965,「大麻取締法と法令整備」,『時の法令』, 530, 20-22

・土方細秩子 , 2012,「大麻で財政改善を狙う州政府に連邦政府は「違憲」の姿勢崩さず」,『エコノミスト』, 90（53）, 42-43

・Leuw, E., 1994, "Initial Construction and Development of the Official Dutch Drug Policy", in Leuw, E. and Marshall, I.H eds. *Between Prohibition and Legalization*, Kugler Publication

・Musto, David, F., 1972, "The 1937 Marijuana Tax Act", *Archives of General Psychiatry*, 26, 101-108

・Musto, David, F., 1998, *The American Disease: The Origin of Narcotic Control*,

Yale UP

・Stanley, Eugene, 1931, "Marihuana as a Developer of Criminals", *American Journal of Police Science*, 2, 252-261

・野坂昭如・芥川耿 , 1977,「大麻の否定は神道の否定に通ず」,『宝島』, 5（12）, 13-22

・de Kort, Marcel, 1994a, "A Short History of drugs in the Netherland", in Leuw, E. and Marshall, I.H., eds.

・de Kort, Marcel, 1994b, "The Dutch Cannabis Debate 1968-1976", *Journal of Drug Issues*, 24（3）, 417-427

・理科研究會 , 1909,『小學理科詳解』, 精壽堂書店

・佐藤哲彦 , 2004,「ドラッグ使用をめぐる寛容性の社会的組織化――オランダのドラッグ政策をめぐって」、『人文知の新たな総合に向けて 第二回報告書 III』、pp.87-108、京都大学大学院文学研究科

・佐藤哲彦 , 2009,「ドラッグのアメリカ――"理想の国家"と麻薬の犯罪化」, 佐藤哲彦・清野栄一・吉永嘉明『麻薬とは何か』, 新潮社 , 91-142

・佐藤哲彦 , 2019,「薬物政策をめぐる旅――ポスト・エイズ時代における薬物と社会」,『こころ』, 51, 46-59

・佐藤哲彦 , 2020,「アメリカにおける薬物と政治の帰結としての大麻取締法」,『精神科治療学』, 35（1）, 73-77

・関元 , 1981,「マリファナ弾圧失敗史」,『マリファナ・ナウ』, 第三書館 , 66-111

・富山健一・舩田正彦 , 2020,「海外における大麻規制緩和と社会への影響」,『精神科治療学』, 35（1）

・World Drug Report, 2020, *Booklet 2: Global overview of drug demand and drug supply*, UNDOC

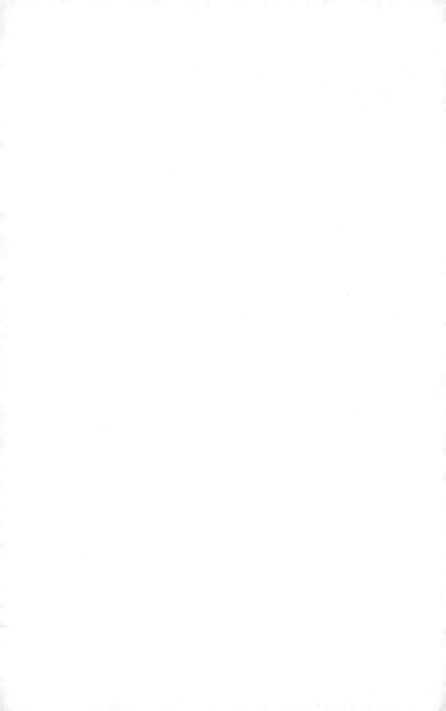

第 **4** 章 　最高裁と大麻

園田　寿 甲南大学名誉教授

そのだ・ひさし　1952年、熊本生まれ。関西大学大学院博士課程後期課程単位取得後退学、同大学法学部専任講師、同助教授、同教授を経て、2003年より甲南大学法学部教授、2004年より同大学法科大学院教授、2021年同大学定年退職、同名誉教授、弁護士（2004年登録）。主な著作に、『情報社会と刑法』（成文堂、2011年）、『改正児童ポルノ禁止法を考える』（編著、日本評論社、2014年）、『エロスと「わいせつ」のあいだ』（共著、2016年、朝日新聞出版）など、他にYAHOO!ニュース個人に解説記事が多数ある。

1 はじめに

　最高裁は1985〔昭和60年〕に大麻が〈有害〉であることを認めており、司法の場における大麻有害論争についてはすでに決着がついたといわれてきた。しかし、それから30年以上の時間が流れ、大麻についての医学的な研究も進み、国際社会では大麻規制の方向性に劇的な変化が生じている。

　確かに大麻についての国際的な扱いは、その有害性を前提に今なお厳格な方向性を示している。しかし、厳しい国際世論にもかかわらず、大麻を寛大に扱っている国や地域も多く、医療用大麻はもとより、すでに嗜好用大麻さえも合法化した国や地域もあり、世界的に見れば大麻規制は確実に緩和の傾向にあるように思われる（嗜好用大麻を合法化したカナダやアメリカの一部の州については、規制に失敗した結果の苦肉の策であるとの評価が日本では強いように思われるが、欧米での大麻規制緩和の背景には、大麻の有害性の議論以外に、貧困や人種差別の問題が横たわっており、問題はそれほど単純ではない）。

　他方、日本では大麻に対する法的な制裁（刑罰）にも、社会的な制

裁にもたいへん厳しいものがある。少量の大麻所持であっても原則
として実名報道がなされ、「薬物犯」という強烈なラベリングによ
る失職や退学、家族離散などの深刻な問題が生じている。しかし、
欧米における大麻規制の緩和傾向からは、日本のこの厳しい制裁は
いったい大麻の〈何に対して〉向けられているのかを改めて問うこ
とは意味のあることだと思う。

　そこで本稿では、現行の大麻取締法の制定過程を振り返ることか
ら始めて、最高裁の大麻に対する考え方を改めて問題にしたいと思
う。

2 大麻取締法の制定をうながしたもの

(1) 戦前 (1945 〔昭和20〕年) までの状況

　もともと日本に自生していた大麻 (麻) には、大麻の幻覚成分であ
る THC (テトラ・ヒドロ・カンナビノール) が微量であったことから、
これを幻覚作用をもたらすものとして吸食するという風習はなかっ
た。種子は食用に、茎の繊維は縄や布にと重用されており、神社の
しめなわなど、宗教的な意味をも持っており、古くから日本人の日
常生活に欠かすことのできない重要な植物であった。

　明治時代は大麻がぜんそくの薬として販売されていた事実がある
が、1929 (昭和4) 年の「万国阿片 (あへん) 条約」の発効にともなって
麻薬取締規則 (1930 〔昭和5〕年) が制定され、THC の含有量がとく
に多いインド (印度) 大麻が「麻薬」に指定された (ただし、THC の抽出
に成功したのは1960年代になってからであり、合成に成功したのは21世紀になっ
てからのことである)。

　その後、麻薬取締規則等の法令が整理統合されて「(旧) 薬事法」
が制定されたが、ここでもインド大麻が規制対象とされ、日本古来

の在来種（麻）は依然として規制の対象外だった。むしろ、戦時中は強靭な繊維からなる大麻布をパラシュートに使うため、政府や軍部は大麻の栽培を国策として奨励していたほどだった。

　現行の「大麻取締法」は1948（昭和23）年に制定されたが、ここには当時日本に対して強力に占領政策を展開していたGHQ（連合国軍最高司令官総司令部）の大麻に対する姿勢が強く影響しており、ここから日本人の大麻に関する考え方が大きく変わることになる。そこで、その当時のアメリカにおける大麻事情について簡単に見ておきたい。

(2) 1945（昭和20）年までのアメリカの大麻事情

　もともとアメリカ大陸には、THCをほとんど含まない「インディアン・ヘンプ」と呼ばれる大麻（麻）が自生しており、ロープや布地の原料として使われていた。THCを含む大麻（ヘンプと区別して「マリファナ」と呼ばれている）は、16世紀にスペイン人がチリに持ち込み、それが徐々に北アメリカ大陸に伝わったと言われている。

　アメリカ人の間には本来マリファナを吸引する習慣はなかったが、1839（天保10）年に大麻に医療効果のあることが主張され、医学会で大麻への関心が一挙に高まった。そして、リウマチや痛み止め薬が開発され、人びとの間に広がった。1906（明治39）年、アメリカは医薬品に対して課税するようになり、1914（大正3）年に麻薬課税法（ハリソン法）を制定する。さらに万国阿片条約（1912〔明治45〕年）を受けて、条約履行のためにアメリカ国内のアヘンやコカを規制する連邦法を制定するが、大麻の規制については医療的効果から反対意見が強く、規制から外されていた。

　ただし、メキシコ人に大麻の花冠（花弁の集合）を燃やして煙を吸うという習慣があったため、この頃よりマリファナを常用するのは

貧しい移民労働者であるとの世論形成が行われる。当時、財務省は、1917（大正6）年の報告書において、マリファナを嗜好品として使用しているのは「メキシコ人、時としてニグロ、そして白人の低所得者層」だとして、ドラッグを常用するマイノリティたちが上流階級の白人女性たちに危害を加える可能性があると〈警告〉していた。

　1920年代になると、メキシコからの大量の移民とともにメキシコ産の大麻がアメリカに流入し、メキシコ人労働者の流入が著しかったカリフォルニアやコロラド、ネバダなどの各州から大麻の非合法化の流れが始まった。

　1925（大正14）年の第二次万国阿片条約によってドラッグ規制に関する国際的協調がいっそう高まり、マスコミは「マリファナを吸引すると発狂する」という反マリファナ・キャンペーンを繰り返し報道するようになった。

　そして1929（昭和4）年の大恐慌がこの傾向に拍車をかけ、メキシコ人労働者に対する差別的憎悪が強くなり、彼らが常用していたマリファナが厳しく糾弾され始める。

　このような一般市民の社会的不安が、連邦麻薬局の設立（1930〔昭和5〕年）を後押しし、当時禁酒局副長官だったハリー・アンスリンガーが、多数の禁酒局エージェントを引き連れて、麻薬局の初代長官に任命される（1933〔昭和8〕年に禁酒法は廃止された）。そして、アンスリンガーは、統一麻薬法令（1934〔昭和9〕年）を制定させ、反マリファナ・キャンペーンを強力に展開したのであった。ただし、当時大麻の医学的利用を肯定する意見も強かったことから、彼は、大麻の医薬利用や取引に税金をかけるという道を選択し、大麻課税法（1937〔昭和12〕年）の成立に力を注ぎ、その結果大麻は次第に使われなくなっていった（ただし、戦時中は軍事利用のための大麻栽培が奨励されていた）。

　以上が、多くの研究者によって共有されている、1945（昭和20）

年頃までのアメリカの大麻事情である。

そして、「大麻＝悪」という考えに染まっていたアメリカ (GHQ) の意向によって日本の大麻取締法が制定されたのであった。

3 大麻取締法制定の戸惑いと違和感

終戦直後から大麻取締法にいたるまでの戦後の動きを、時系列で整理すれば、次のようになる。

- 1945 (昭和20) 年　GHQ により、麻薬成分を有する植物 (日本古来の在来種を含む) の栽培、製品の製造、販売、輸出入が禁止される (昭和20年ポツダム緊急勅令〔勅令第542号〕「麻薬原料植物ノ栽培、麻薬ノ製造、輸入及輸出等禁止ニ関スル件」〔厚生省令第46号〕)。

- 1946 (昭和21) 年　いわゆるポツダム省令に基づく麻薬取締規則 (厚生省令第25号) が公布され、施行される。

- 1947 (昭和22) 年　ポツダム省令に基づく大麻取締規則 (農林・厚生省令第1号) が公布され、施行される。

- 1948 (昭和23) 年　大麻取締法が公布され、施行される。

当時、GHQ から大麻規制の方向性を伝えられた政府に大きな違和感とともに戸惑いが生じる。

国会審議では、竹田儀一国務大臣が「大麻草に含まれている樹指等は麻薬と同様な害毒をもっているので、従来は麻薬として取締ってまいったのでありますが」(第2回国会参議院厚生委員会第15号昭和23年6月24日) と説明しており、意図的かどうか、あたかも在来の大麻草も当然規制されていたかのような説明を行っているし、政府委員も「併しながら終戦後関係方面の意向もありまして、実は大麻はその栽培を禁止すべきであるというところまで来たのでありますが、い

ろいろ事情をお話をいたしまして、大麻の栽培が漸く認められた。」
（第2回国会参議院厚生委員会第16号昭和23年6月25日）といったように、
GHQとの間に厳しい折衝があったことを吐露している。

　また、当時内閣法制局長官であった林修三も、〈麻薬の『痲』と大
麻の『麻』が似ているので誤解したのだろうか〉などと、政府内に
広がった困惑について述べている。

　このような大麻取締法の制定過程からは、少なくとも次の2点を
確認することができるだろう。第一に、日本が「麻薬」として取締
対象にしてきたのはインド大麻であって、もともと日本の在来種は
規制されていなかった。しかし、大麻取締法の制定によって、一挙
に在来種にまで規制が拡大されたが、その点の理由が明らかでない
まま、いわば無条件の外圧で法律ができてしまった。第二に、大麻
の〈有害性〉について、とくに在来種について十分な議論のないま
まに、日本の大麻規制がスタートした。大麻取締法のこのような制
定時の混乱が、その後の法廷論争につながったといえる。

4 最高裁と大麻

(1) 最決昭和57年9月17日刑集36巻8号764頁 (肯定)

　大麻取締法制定過程の議論は上のように不明な部分が多いが、当
時大麻には麻薬なみの強い依存性や社会的害悪性があるという意見
が多かったことは事実だろう。しかし、昭和40年代半ばになって
大麻の有害性について疑問視する見解が強くなり、アルコールやタ
バコ並みの規制緩和論も主張された。裁判の場でも大麻の有害性が
論点となり、たびたび争われてきたが、1985（昭和60）年に2件の
大麻事犯について最高裁が大麻の有害性を肯定したことによって、
法廷での議論に決着がついたとされている。そこで、この2件の最

高裁決定の内容を見ていくことにするが、その前に、大麻取締法における「大麻」に日本在来の大麻が含まれるとした最高裁昭和57年決定に触れておく必要がある。

　大麻取締法第1条は、規制対象である「大麻」を「大麻草（カンナビス・サティバ・エル）及びその製品をいう。」と定義している（「大麻草の成熟した茎及びその製品（樹脂を除く。）並びに大麻草の種子及びその製品は」規制対象から除かれている）。「カンナビス・サティバ・エル」というのは、大麻草の植物分類学上の学名である。そして、これが具体的に何を意味するかについて、〈一属一種説〉と〈一属多種説〉の議論があり、論争になっていた。

　一般に大麻草（カンナビス属）には大きく〈サティバ種〉と〈インディカ種（インド大麻）〉、〈ルーデラリス種〉があり、形態差異やTHCの含有量・場所などが異なっている（〈インディカ種〉はTHCの含有量が多い）。一属多種説は、これらがまったく別の種であるとするもので、他方、一属一種説は、そのような形態的差異は、生育地などの外的条件によって生じた差であって、これを同じにして栽培すると、やがてそのような差異は消滅すると主張する。つまり、「大麻草（カンナビス・サティバ・エル）」という法律の定義が、はたして一属多種説の意味なのか、あるいは一属一種説の意味なのかが争われたのであった。

　そして、最高裁は、「大麻取締法の立法の経緯、趣旨、目的等によれば、同法一条にいう『大麻草（カンナビス、サティバ、エル）』とは、カンナビス属に属する植物すべてを含む趣旨であると解するのが相当であり、同条の構成要件が所論のように不明確であるということはできない」と判示して、一属一種説に立つことを明らかにした。

　そもそも大麻取締法制定当時は、一属一種説が学界の多数説であったようだが、混乱が生じた背景は、大麻取締法の制定に際して、

詳しい議論を行うことなく、日本古来の在来種にまで一挙に規制を広げた点にあった。さらに、法律には一般にその法律制定の目的（保護法益）が明記されるのが常であるが、大麻取締法にはこの法の制定目的を記した条文が存在しないということも原因の一つである。保健衛生上、幻覚作用を規制するなら、THCを通常の大麻よりもより多く含有するインディカ種を除外したものとは考えられず、これが一属一種説の根拠の一つとなっている。他方、一族多種説の根拠は、法があえて学名を用いて規制対象を記述している点であり、罪刑法定主義（類推解釈の禁止）の観点からの主張である。

　そこで過去の裁判例を見ると、2つの流れがあることが分かる。

①東京地判昭和56年3月19日判タ445号173頁（原原審）（一属一種説が植物分類学の支配的見解と認められること、立法の経緯、法の目的等を総合すると、「弁護人の主張する如く、植物分類学上の少数説を敢えて採用してまで、大麻取締法の規定を限定的に解釈すべき合理性は見い出し得ない」とした）

②東京高判昭和56年6月15日判タ460号175頁（カンナビス属は完全に交配が可能で生殖上の孤立性は認められず、また形態上の変異に不連続性がなく、「大麻」すなわち大麻草はカンナビス・サティバ・エルの一属一種であると解するのが相当であり、さらに立法の経緯、趣旨に照らしても一属一種説が前提とされている）

③東京高判昭和56年12月3日判タ466号183頁（原審）（立法の経緯、立法趣旨を考慮すると一属一種説による解釈が正当）

④大阪高判昭和56年12月24日判時1045号141頁（一属一種説が植物学界の通説的見解であり、大麻取締法第1条が、「カンナビス属に複数種のあることを前提としたうえで、特に、そのなかのサティバ・エルのみを規制の対象とし、その他の種のカンナビスを規制の対象からはずす趣旨で立法された

と認むべき根拠も存在しない。」)

　これらの裁判例は、一属一種説を前面に押し出し、それを主たる根拠にするもの（②と③）と、植物分類学上の論争に深く介入せず、主に立法過程や法の規制目的などから合目的的解釈を展開するもの（①と④）とに分かれる。そして最高裁は、後者の立場に立った。つまり、立法当時は一属一種説が支配的で一属多種説はその後に有力になった学説だが、このような植物分類学上の論争には立ち入らず、もっぱら法解釈の次元において、大麻取締法の立法趣旨や規制目的から判断したのである。

　THCが発見されたのは60年代以降であるが、立法趣旨からすれば、幻覚成分がサティバ種よりも多く含まれているインディカ種をとくに規制対象から除外したと考えにくいから、解釈論として一属一種説によるとすることは必ずしも不合理な解釈とはいえない。しかし、何より大麻取締法が大麻草を定義するにあたって、単に「カンナビス属」とはせずに、「カンナビス、サティバ、エル」とわざわざ学名（専門用語）を用いた定義を採用している以上、「カンナビス属」のすべてがこれに該当するという判断には、罪刑法定主義からは問題が残る。ましてその後一属多種説が有力になっている学説の発展状況をみると、一属一種説による解釈はもはや類推解釈ではないかとの疑いを強くする。

(2) 最高裁昭和60年第1決定と昭和60年第2決定

　次に、大麻の有害性に関する2つの最高裁決定について検討する。

　①最決（第1小法廷）昭和60年9月10日集刑240巻275頁

　最高裁が初めて正面から大麻の有害性を肯定したのは、最高裁昭和60年9月10日決定〈以下、「第1決定」という〉である。これは、

自己使用目的から大麻を空路国内へ持ち込もうとした事案だった。

　原審（東京高裁昭和60年2月13日公刊物未登載）は、大麻は幻覚・妄想等のみならず、時として中毒性精神異常状態を起こすことは、国際機関等の研究・報告によって明らかであり、大麻が人体に有害であることは公知の事実であるとしたのに対して、被告人は、①大麻には強い毒性はないにもかかわらず、その所持等を5年以下の懲役に、また輸入等を7年以下の懲役に処しているのは刑事制裁として重すぎるし、②大麻より有害性の強い酒やタバコの所持・摂取が原則として自由であるのに、大麻を厳しく取り締まるのは憲法違反であるなどと主張して上告した。

　これに対する最高裁の判断は、「大麻が所論のいうように有害性がないとか、有害性が極めて低いものであるとは認められないとした原判断は相当である」というものだった。

　②最決（第1小法廷）昭和60年9月27日集刑240巻351頁

　最高裁が大麻の有害性を認めた2つ目は、最高裁昭和60年9月27日決定〈以下、「第2決定」という〉である。これは、大麻は人体に無害だとするドイツ人が大麻を日本へ密輸入した事案である。

　原審（東京高判昭和60年5月23日判例秘書 L04020250）は、大麻の有害性は訴訟で立証を要しない「立法事実」（筆者注：法を合理的に支える社会的事実や科学的事実などのこと）であり、「大麻の有する薬理作用が人の心身に有害であることは、自然科学上の経験則に徴し否定できない」としたが、被告人は、❶薬理作用に対する刑事罰はその使用による具体的な社会的被害が立証されている場合に限るし、❷戦前のインド大麻規制から戦後の大麻草一般への規制拡大には合理性がなく、また、❸大麻の向精神性はむしろ有益であることなどを主張して上告した。

　これに対して最高裁は、「大麻が人の心身に有害であるとした原

判決の判断は相当である」とした。

　この2つの決定によって、裁判実務における大麻の有害性の議論に終止符が打たれ、以後、法廷で大麻の有害性が正面から中心的な議論になることはなくなった。

(3) 検討

　1) 両決定に至るまでの下級審の議論

　大麻の有害性が法廷で問題になりだしたのは、昭和40年代になってからである（たとえば、東京地判昭和44年11月29日〔公刊物未登載〕は「大麻は、用法如何によってはその使用者の心身に異常な症状をもたらし精神的依存を生じることのある危険な薬物であるばかりでなく、これを乱用すると、他の薬物の常用者に移行したり、多くの犯罪の原因となることもあって、社会的にも有害な薬物である」と述べ、実質的な意味での社会的有害性を指摘し、処罰の合理性を肯定していた）。

　しかし、その後、大麻の有害性に関する研究が進んだとして、「大麻の個人使用のための少量の所持や使用は不処罰にするか、あるいは罰金、科料をもってのぞむことも方策」であるとする裁判例が登場した（東京地判昭和49年8月23日（公刊物未登載）は、「大麻取締法制定当時の大麻の有害性に関する科学的認識と現下のそれとの間には研究の進展に伴い相当の隔りがあ」り、「大麻の個人的使用のための少量の所持や使用は不処罰にするか、あるいは罰金、科料をもってのぞむことも一つの方策」であるが、大麻の有害性を、多量使用の場合や個人差によって起こりうる精神異常状態の発生可能性にあり、処罰は懲役5年以下を酌量減軽すれば15日まで下げうるし執行猶予も可能であるので、特段に重いとは言えない、と述べた）。

　また、明確に「大麻には従来考えられて来た程の有害性がない」という認識が広がっているということを量刑の理由とする裁判例も登場した（東京高判昭和53年9月11日判タ369号424頁は、大麻の人体に対する

影響については、未だ十分に解明されていず、今後の研究にまつべきところが多いが、その比較的少量の摂取によっても、複雑な精神機能の障害、自動車運転能力の低下が生じ得るし、耐性と軽度の精神的依存性が認められるので、大麻の少量の摂取が所論の如く当該個人及び社会に無害であるとまで断定するに足りる明白な根拠がない、とした)。

しかし、その後、逆に大麻の有害性を正面から肯定する裁判例も出された (大麻の薬理作用を社会的有害性と結びつけた福岡高判昭和53年5月16日判例秘書 L03320870、大麻はアルコールよりも有害だとした福岡高判昭和53年6月20日判例秘書 L03320871、無害であると断定できるまで、あるいは害悪の可能性が残る限りは刑罰による規制も許されるとした大阪判昭和56年12月2日〔公刊物未登載など〕)。

2) 第1及び第2決定の射程

まず、第1決定は、大麻の薬理作用 (幻覚、妄想、中毒性精神異常) を強調し、大麻の薬理作用は国際機関等の公表された研究・報告等によって明らかであり、大麻が人体に有害であることは**公知の事実**であるとした。

この公知の事実が「医学的に確証された事実」という意味ならば、その後の有害性に関する国際的な議論によってこの部分は変わりうるし、また、〈有害〉が使用者個人の健康に対する有害性の意味であるなら、一般の自傷行為との違いが説明されなければならない。さらに、それが〈他害性〉をも意味するならば、他者への侵害性との因果的関連性が実証されなければならず、これらの点が明確ではない。

次に第2決定は大麻の有害性を「立法事実」だとする。つまり、大麻の有害性は、法律を制定する場合の基礎的事実であり、かつ法制定の合理性を支える社会的・経済的・政治的・科学的事実だとし、このような事実は、当事者の主張・立証によって明らかにされるの

ではなく、基本的に裁判所の専権事項だというのである。しかし、大麻の有害性が立法事実だとしても、大麻が社会に及ぼすその危険の内容と程度が単なる観念上のものに留まるなら、それは裁判所の危惧感の裏返しでしかないことになり、したがってそれが大麻規制の合理性を裏付ける事実としての危険性だというならば、その具体的な内容が合理的根拠をもって説明されなければならないだろう。

結局、最高裁が前提としている大麻有害論をどのように見るかということであるが、一般に「有害性」という場合、そこには〈自傷〉と〈他害〉という2つの異なる方向性をもった要素が含まれている。ここでいう有害性が、他害性よりもむしろ自傷性として問題になっているならば、自己使用目的での所持等（現行法では大麻の吸引自体は処罰されておらず、所持や栽培等が処罰されている）は、本質的には（過度の喫煙や飲酒などと同じ）自傷行為ないしは自損行為であって、そのような害悪性が犯罪として処罰するだけの実質があるかどうかが改めて問われるべきである。

3）世界の動きとこれから

大麻の有害性に言及する際には、世界保健機関（WHO）の「報告書」（1997〔平成9〕年）がよく引用されている。それによると、❶身体的毒性として、長期使用による気管支炎、男女ともに生殖機能への影響、未成年への健康被害が指摘され、❷精神的毒性として、記憶、学習能力、知覚への悪影響があり、❸長期使用により中枢神経へ作用して精神的な依存性が生じることなどが指摘されている（酒やタバコは中枢神経系に影響することはない）。

ただし、国連薬物犯罪事務所（UNODC）が出している「世界薬物報告」（2006年）（日本語訳）（https://www.mhlw.go.jp/bunya/iyakuhin/yakubuturanyou/other/kokusaikikan.html）では、（WHOの上の「報告書」を引用したうえで）「大麻は依然として強力な薬物である。大麻の使用は、中枢神経から心

臓血管、内分泌、呼吸器、免疫システムまで、人体のほとんど全ての器官に影響を与える。使用者の精神及び行動に及ぼす影響は大きいと考えられる」としながらも、「他の薬物とは異なり、大麻の過剰摂取による死亡例は極めてまれであり、大麻の常習が原因で路上の犯罪や売春を行う人の数は少ない。多くの国では大麻は暴力行為と無関係であり、人々の頭の中では事故と大麻の関連性ははっきりしていない」と説明されている。

　また、世界的な薬物専門家からなる組織であって、各国政府に、人権、健康および開発における科学的証拠に基づく政策提言を行っている、薬物政策国際委員会のレポート「精神作用物質の分類 (2019)」(日本語訳)がネットで公表されている (http://cannabis.kenkyuukai. jp/images/sys/information/20190805175633-BFCDCE03E71446BAC22A79347F 201F93B61CFF3C007B77722ABE0965A694551F.pdf)。その23頁に各種薬物の「加重スコア」の表がある。これは各種薬物の「害悪」をトータルに評価した表である。有害性や危険性といった概念は相対的な概念だから〈何と比較して有害・危険なのか〉を論じないと意味がない。その意味で、この加重スコアは重要な意味をもっている。これによると、トップはアルコール、以下、ヘロイン、クラックコカイン、メタンフェタミン、コカイン、タバコ、アンフェタミンと続き、その次に大麻がくる。今後さらに医学的薬学的見地からの研究が深められる必要があることは言うまでもないが、現時点では、大麻と暴力的犯罪との結びつきはアルコールなどと比較すると明らかに低く、社会的有害性よりは個人の身体的精神的有害性の方がむしろ問題であるという認識の方が一般的であるように思うし、国際的にも共通認識になりつつあるように思う。

　なお、1961 (昭和36) 年の麻薬単一条約では従来大麻は、ヘロインやオピオイドなどの最も危険な薬物が指定されている「附表Ⅳ」

に分類されていたが、2020（令和2）年12月2日、国連麻薬委員会（CND）は大麻をここから除外することを決定した（https://news.un.org/en/story/2020/12/1079132）。これは2019（平成31）年1月にWHOが、医療的有効性の高さから大麻を除外することが妥当だとする勧告に応えたものである。もちろん、大麻規制は各国の政府が決定する（日本は反対票を投じた）が、世界の大麻規制が大きく変わることは間違いないと思う。

　4）再び法廷での議論を

　最高裁の両決定から時間もかなり経っているし、最高裁のいう「立法事実」そのものに変化が生じていることは明らかだと思う。法廷においてなお大麻の〈有害性〉について争うことは意味のあることだと思う。最高裁決定直後であるが、長野地裁伊那支部昭和62年5月30日が、大麻の有害性を認めたうえで、「少量の限定された使用とそれ以外の使用とで違法性の程度に差異があり、また使用者本人がその有害性を甘受し使用する場合と他人に使用させるために所持、流通させる場合とでは差異がある」との親点から、少量の大麻を私的な休息の場で使用し、かつその影響が現実に社会生活上障害を生じなかったような場合にまで懲役刑をもって臨むことに果してどれほどの合理性があるかは疑問なしとせず、少なくとも立法論としては再検討の余地がある、としているのは特記されるべきことかと思う。

　なお、若年層の精神疾患への因果性、飲酒と比較した交通事故との関係、ゲートウェイドラッグ（コカインや覚醒剤などのより毒性の強い薬物へのきっかけとなる薬物）の可能性など、十分に解明されていない問題はあるが、少なくとも欧米の大麻緩和の裏には、大麻の社会的有害性はそれほど強くはなく、大麻の個人使用を目的とした所持等について懲役刑（自由刑）をもって臨むことは刑罰制度としての合理性

に疑問があるという見解が強いようである。

5 まとめに代えて
―― パターナリズムからの処罰の問題性

最高裁は、大麻の人体への有害性を〈公知の事実〉、あるいは〈自然科学上の経験則〉であるとし、大麻取締法の（訴訟で証明する必要のない）〈立法事実〉であるとしている。しかし、そのような認識はあくまでも昭和60年頃の学問的知見に基づいたものであって、現在の研究成果から判断するならば、なおその有害性の中身を裁判で問題にする意味はある。とくにそこで言われている有害性が〈自傷他害のおそれ〉まで意味するのか、また〈他害のおそれ〉があるとしても、ヘロインやコカイン、覚醒剤などのハードドラッグと比較してどうであるのかといった〈今〉の疑問には、最高裁判例は答えにはなっていない。〈危険性〉とは相対的な概念であるから、大麻の有害性といっても何と比較するのかが問題である。

さらに、およそ成人の行動や思想の自由を制限する場合には、他人への侵害性や社会への重大な影響がある場合に限定すべきだというのが近代法以来の基本的な認識である。たとえば、かつて明治憲法下での富国強兵という国是を支える重要な法律の一つであった兵役法（1945〔昭和20〕年廃止）では、兵役という国民の義務を逃れるための自傷行為が処罰されていた（74条）が、これは（当否は別として）他の重大な国家的利益が侵害される場合は自傷行為であっても処罰できるとされた例だと言える。しかし、すべての価値が個人に由来するならば、自傷行為が同時に社会や国家的利益をも侵害するといった場面は極めて例外的なものになるだろう。また、個人の自律的判断や行動に対して国家がパターナリスティックに介入してくることは必ずしも好ましいことではなく、その場合にはそうせざるを得な

いだけの合理的な理由が必要である。大麻の自己使用のための所持
等を処罰することも、それが結果的に強烈な社会的制裁に結びつい
ていることを考えると、過度のパターナリスティックによる刑罰の
適用でないのかどうかが改めて問われるべきだと思う。

....

【参考文献】

・林修三「大麻取締法と法令整理」時の法令530号（1964年4月）(http://www.can
nabist.org/database/problemslaw/tokinohourei.html)。

・伊藤栄樹「売春・麻薬・暴力」ジュリスト361号229頁（1967年1月）。

・村上尚文編『麻薬・覚せい剤事犯に関する裁判例』立花書房（1975年11月）。

・稲田輝明「〔時の判例〕大麻取締法1条にいう「大麻草（カンナビス、サテイバ、
エル）」。の意義 最2小決昭和57・9・17」ジュリスト781号223頁（1983年1月）。

・渥美東洋「自傷行為の規律と規制緩和」判例タイムズ562号6頁（1985年10月）。

・吉岡一男「大麻の有害性を肯定して大麻取締法の違憲論を退けた最高裁決定」法学
教室67号110頁（1986年4月）。

・丸井英弘「大麻取締法 問われる立法根拠」週刊法律新聞849号（1987年8月）。

・丸井英弘「大麻取締法の立法根拠を問う　伊那判決の意味するもの」ジュリスト
898号127頁（1987年12月）。

・栗本慎一郎「アメリカにおける『麻薬』と法、およびその社会的影響をめぐる一考
察」明大法律論叢60巻2-3号555頁（1987年12月）。

・飯田英男「大麻の有害性について」判例タイムス652号60頁（1988年2月）。

・丸井英弘「マリファナ裁判と選択の自由・自己決定権」ジュリスト916号72頁
（1988年9月）。

・福田雅章「刑事法における強制の根拠としてのパターナリズム―ミルの『自由原
理』に内在するパターナリズム」一橋論叢103巻1号1頁（1990年1月）。

・足立昌勝「麻薬特例法の問題点：適正な運用を目指して」法経論集67・68号91頁
（1992年3月）。

・植村立朗『大麻取締法』（『医事・薬事編（2）［第2版］』）青林書院（1992年5月）。

- 岡本勝「『高貴な実験』の終焉：全国禁酒法の廃止過程」同志社アメリカ研究29号47頁（1993年3月）。

- 加藤久雄「ボーダーレス時代における犯罪と刑事政策」法学教室162号68頁（1994年3月）。

- 山本郁男「大麻文化科学考（その5）」北陸大学紀要18号1頁（1994年10月）。

- 北川佳代子「大麻取締法1条にいう『大麻草（カンナビス・サティバ・エル）』の意義と罪刑法定主義」判タ854号289頁（1996年5月1日）。

- 古田佑紀・齊藤薫編『大コンメンタール 薬物五法』青林書院（1996年8月）。

- 吉松悟『麻薬特例法違反事件の捜査・処理上の諸問題』法務総合研究所（1999年12月）。

- 黒田悦子「メキシコ系アメリカ人：越境した生活者」国立民族学博物館研究叢書2巻21頁（2000年3月）。

- 久保象『大麻所持逮捕の全記録』データハウス（2004年3月）。

- 佐藤哲彦『ドラッグの社会学』世界思想社（2008年10月）。

- 安田尚之「大麻取締法と最近の事例について」大学と学生29頁（2009年2月）。

- 厚労省医薬食品局監視指導・麻薬対策課『麻薬等関係質疑応答集』（2009年3月）.pdf.

- 佐藤＝清野＝吉永『麻薬とは何か──「禁断の果実」五千年史』新潮社（2009年5月）。

- 武田邦彦『大麻ヒステリー』光文社（2009年6月）。

- スティーブ・フォックス他（三木直子訳）『マリファナはなぜ非合法なのか？』築地書館（2011年1月）。

- 大麻草検証委員会編『大麻草解体新書』明窓出版（2011年4月）。

- 船井幸雄『悪法「大麻取締法」の真実』ビジネス社（2021年8月）。

- 宮尾茂「大麻（マリファナ）規制の是非について」社会医学研究31巻2号（2014年2月）。

- 井樋三枝子「【アメリカ】マリファナ規制に関する動向」外国の立法（2015年2月）。

- 201510佐藤均監修『カンナビノイドの科学──大麻の医療・福祉・産業への利用』築地書館（2015年10月）。

- 矢部武『大麻解禁の真実』宝島社（2016年3月）。

- 馬場明道「大学生への薬物乱用防止教育」Journal of Hyogo University of Health Sciences. Vol. 4, No. 2, pp.1-6（2016年）。

- 舩田正彦『危険ドラッグの基礎知識』講談社（2016年10月）。

- 渡辺和人「危険ドラッグ・合成カンナビノイドの法規制」第一薬科大学研究年報33号18頁（2017年3月）。

- 201811松井由紀夫「大麻をめぐる国際的な議論について」警察学論集71巻11号51頁（2018年11月）。

- 徐淑子「諸外国における大麻合法化の動きと日本の薬物乱用防止教育」日本ヘルスコミュニケーション学会雑誌第10巻第1号49頁（2019年）

- 薬物政策国際委員会「精神作用物質の分類——科学が取り残されたとき（報告書）」（訳）（2019年6月）。

- 佐久間裕美子『真面目にマリファナの話をしよう』文藝春秋（2019年8月）。

- 山本奈生「大麻に関する世界的な動向」犯罪社会学研究 No.44, 126頁（2019年10月）。

- 精神科治療学「特集 大麻——国際情勢と精神科臨床」星和書店 Vol35.No.1（2020年1月）。

- 瀬戸晴海『マトリ 厚労省麻薬取締官』新潮社（2020年1月）。

- 「マリファナ 世界の大麻最新事情」ナショナルジオグラフィック別冊（2020年3月）。

- 山本奈生「1930年代米国における大麻規制：ジャズ・モラル・パニック・人種差別」佛大社会学 = Studies in sociology / 佛教大学社会学編集委員編（44）28頁（2020年）。

- 厚労省「第1回大麻等の薬物対策のあり方検討会」（https://www.mhlw.go.jp/stf/shingi/other-syokuhin_436610_00005.html）。

- ヨハン・ハリ（福井昌子訳）『麻薬と人間——100年の物語』作品社（2021年2月）。

- 藤野彰「薬物乱用問題と海外での大麻合法化の動きについて」（医薬品医療機器レギュラトリーサイエンス、PMDRS, 52（4）263頁（2021年4月）。

- 大麻博物館『日本人のための大麻の教科書』イースト・プレス（2021年5月）。

- 正高祐志『お医者さんがする大麻とCBDの話』彩図社（2021年6月）。

・山本奈生『大麻の社会学』青弓社（2021年7月）。

・矢部武『世界大麻経済戦争』集英社（2021年8月）。

第5章 取締られる側から見た大麻政策
すべては「夢の中」

高樹沙耶（益戸育江）　元女優、虹の豆オーナー

たかぎ・さや　1963年、静岡県生まれ。石垣島のキャンピングロッジ「虹の豆オーナー」。1983年に主演映画『沙耶のいる透視図』で女優デビュー。近年の代表作に『相棒』等がある。2002年にハワイで行われたフリーダイビングW杯で水深53mの日本新記録を達成。2016年5月、参議院議員選挙に医療大麻の法改正を公約に新党改革より東京都選挙区で出馬するも、落選。同年10月、大麻取締法違反の疑いで有罪となる。おもな著作に著書に『マイ・ブルー・ヘブン』(毎日新聞社、2003年)、『ホーリープラント──聖なる暮らし』(明窓出版、2012年) ほか。

1 ことのはじまり

　2016年10月25日、私は、突然、大麻取締法で逮捕。警察の留置場に身柄を拘束された。

　その日の朝、私は愛犬クマと散歩に出かけた後、共に捕まった同居人のA君とコーヒーを飲もうとしていた。外から「いくさん〜っ」という声がして表に出て見ると、黒い服を着た男たちに囲まれた。それはかつて、私が出ていた刑事ドラマのワンシーンのようだった。

　黒い服の一人の男に「令状」を突きつけられた。すこし老眼の始まった私には、何が書いてあるのかわからず、メガネを取りに行こうとも思ったが、どうせ断わることはできないのだろうと思い、彼らの申し出に言うがままに従った。

　逮捕直後のテレビの報道では「5人の男性と暮らす怪しい生活」などと、いかにも大麻をする淫らな人間であるかのような報道をさ

れた。しかし、事実はまったく違う。

2 自然との共生をめざす生活

　大麻草に関する法律を改正しようと集まった「大麻草検証委員会」という市民団体がある。2012年ごろから活動を始め、それぞれが個人や小グループで行なっていた活動をまとめて、大きなうねりにしていこうという活動だった。私は、2014年からこの活動に参加していた。

　私は、2011年の東日本大震災を機に芸能界を離れ、石垣島に移住していた。自然と共生する「持続可能な暮らし (sustainable life)」をテーマに「エコ宿泊施設」を経営しながら、晩年を過ごそうと「終の住処 (ついのすみか)」を作り始めていた。特に知り合いもいない人生最後は、自然と共生し、青い美しい海を見ながら死にたいものだということでこの地を選んだ。いま流行のSDGsの走りだったかもしれない。

　ジャングル (密林) を切り拓き、沢水を利用し、「オフグリット (off-grid) な施設にしたい！」。都会暮らしの元芸能人に「そんな暮らしはできるのか？」と言われそうなトンデモ企画だった。できることは自力で、あるいは、友人の力を借り、業者に丸投げにはしないように頑張るつもりでいた。ハブの寝床でもあるジャングルで何を始めたのだろうと家の周りの島の人たちは冷ややかな目で見ていたようだ。

3 男女3人の共同生活

　2012年、前述の大麻草検証委員会の代表であるMさんが、突然、

狭心症で倒れた。代表の健康を心配した私と仲間が考え出したアイデアは、石垣島での療養だった。善は急げということで、Mさんは、早速、石垣に来ることになった。

　幸いなことにMさんは、東京都内で土木建設の会社を運営していたので、小規模な公園作りなど容易い（たやすい）ことであった。宿泊・療養とバーターで敷地の土木工事をしてくれることになり、同居していた。そのほかにも、旅をしながらサトウキビの収穫のバイトなどをしていた若い男性のA君が住み込みで手伝いをしてくれることになり、2人の男性との同居生活が始まった。

　基本的には通常は男女3人暮らし。他にも我が家には、いつも誰かが転がり込んでいた。傍目（はため）から見ると、元女優が、いつも複数の男性に囲まれて暮らしているのは、不思議で、非常識に見えたのだろう。

4　人権も、プライバシーもない捜索押収

　話を逮捕当日に戻そう。家宅捜査の間、3人は別々のところで捜査官の監視下に置かれ、一切の連絡は禁じられた。家宅捜索の目的は、大麻の発見・押収だが、プライバシーなどは全く配慮されず、下着を入れている物入れであろうが、なんであろうが、お構いなしにひっくり返していく。

　不謹慎かもしれないが、「探しものは何ですか？」「見つけにくいものですか？」「カバンの中も、つくえの中も、探したけれど見つからないのに」「まだまだ探す気ですか？」。ふと、井上陽水の「夢の中へ」のフレーズが頭の中を流れた。

　担当の捜査官が、緊張をほぐすためなのであろう、たわいもない話をしてくる。私も調子に乗って、「『夢の中へ』はガサ入れのとき

にできた歌みたいですよね」などと軽口をたたいてしまった。後日、取調べのとき、「ガサ入れであんなに落ち着いている人はなかなかいないです」と褒められてしまった。実際、内心は穏やかでなかった。この先どんなシナリオが待っているのかを思えばゾッとすることばかりだった。

　私が穏やかに見えたのだとすれば、女優としてドラマの撮影で擬似体験をしていたことと、Mさんから、もしこういうことになっても、大麻の持ち主は自分なので、私は起訴されることはない、と説明を受けていたからだった。

5 それぞれの幸福の追求、それぞれの健康の維持

　そもそも、なぜ私の家に大麻を置くことになったのか。狭心症になったMさんは、大麻解放の活動家として、「反自然的な西洋医学の治療は受けたくない」「大麻を使用しながら、経過を観察をしたい」という希望を私に示し、「私の家に大麻を置いておいてもいいだろうか?」と相談されていた。

　この間の勉強で、「大麻＝悪」という認識は、私にとっては、すでに古い常識となっていたので、その要望を承諾した。憲法にも規定されているように、私たちには幸福追求権や健康でいるための選択の自由が保障されているわけだから、私には、本人の自由を重んじ、それを拒否する理由は見つけられなかった。

6 住み慣れた石垣から那覇の別世界へ

　どれほど時間が経っただろう。腕時計も手放し、我が家には置き時計やテレビがないので、まるで時間の記憶がない。2時間、ある

いは3時間経っていただろうか。マトリ（麻薬取締官）の捜索の一番の目玉、すなわち、大麻と吸引器具、関連する物が彼らの期待通りに出てきた。全員が集まり、それが本当に大麻なのかどうなのか試薬で確認する。試験管の色は期待通りに変化した。このとき、初めて身柄拘束の理由ができたようだ。手錠がかけられた。

　私たちは、那覇地裁に送られることになった。家を出るとき、何故か、カメラを構えた人たちが目に入った。「石垣島のジャングルの中にすでにカメラがいる？」。この先の私に起こることが少し予測できた。

　「どうしてカメラがいるのですか？」と捜査官に質問すると、慌てて見えにくい場所に車を動かしてくれた。しかし、捜索から逮捕に至る一部始終は、すでにカメラに収められただろう。

　飛行機に乗せられ、手錠をかけられたまま一般の乗客と乗り合わせで護送されるのは最悪の気分だが、もう私には意見など言う資格はない。まるで経験したことのない別世界で、誰にも相談もできず、言われるがまま、従うしかないのだ。

7 番号になった日〜留置場の生活〜

　那覇にあるマトリの事務所では尿検査やDNA鑑定などをさせられる、女性職員の前で壁のないトイレで尿が採取される。「こんな状況でどんな工作ができるというのだろう？」。まだ、有罪とは確定もしていないのに、こんな屈辱的な扱いを受けるのは信じ難い。こんな場面が繰り返し行われる現場の人は、そういうものだと思っているようで、疑問など持つことなどないのだろう。長い1日がやっと終わろうとしていた。

　車に乗せられ留置所に向かう。信号で停車するといきなり車の前

に人が飛び出て来た。その瞬間フラッシュに目が眩む。明日のスポーツ紙の一面を飾るのか、とまた絶望を味わう。

　警察留置所に入るときには、全裸になり、お尻の穴まで見せるという屈辱に、流石の私も死にたくなった。大麻は、戦前には神の依代と言われ、神事などでは日常に使われていたものなのに、今では持っているだけでこんな屈辱を味わはなくてはいけないなんて、ほんとどうかしてる……。そして、この時から番号で呼ばれるのだ。2泊を留置場の硬い床の上で寝た。

　その後、那覇地裁の隣にある拘置所に移された。留置場に比べると、拘置所は少し気が紛れる。昭和初期の団地の様な作りで、観光客で賑わう国際通りや近隣の学校などもあり、生活の音が一日中聞こえる。少し古い建物なので、格子越しの窓は開け放たれ、南の島の風が心地よく部屋に流れ込んでくる。とはいえ、20日を超える取調べに明け暮れる毎日は、地獄のようだ。

　私は個室、この場合は独房（＝独居房）というのが正式なのだろうか。何故か、証拠隠滅のおそれがあるということで「接見禁止」がついた。

8 大麻シンジケート？

　私の家から出た大麻草は、私のものではない。所持者はMさん。彼も「自分のものに間違いない」と供述している。私の携帯やPCも押収されたが、そこからは売買・譲渡・購入の相手などは見つからなかった。

　ただ一つだけ、携帯のメールに庭仕事を手伝ってくれた友人とのやりとりが残っていた。

　私　　：今日のお礼は何がいい？

友人：何で？

これが譲渡の証拠だという。

たしかに、我が家に来た人に少量の大麻を手渡すのを見た。しかし、渡したのは、私ではなく、Mさんだった。

後日談になるが、マトリがこのやり取りを問題視し、事情聴取にこの友人のところへ行った。するとその友人は、大麻を所持していて現行犯で逮捕された。その時に所持していた大麻は、Mさんとは別のところから購入した物だったそうだ。大麻の経験者は、毒性の弱さを体験して罪悪感が薄れていく。そのためだろう。脇が甘い。仕方ないことだと経験者は、みな思っている。

その時の報道も、「高樹沙耶の友人が……」などとわざわざ私の名を出して報道していた。大麻シンジケートの仲間であるかのような報道をされ、本当に悲しかった。

9 大麻の使用と大麻の所持～使用は罪ではない～

私については、逮捕時の尿検査で陽性反応が出た。これ以外には特に私のものであるという証拠は出なかった。よく誤解されていることだが、大麻取締法には所持罪はあるが、使用罪がない。ここが覚せい剤取締法などとは決定的に違うところだ。私についていえば、所持罪の証拠は不十分で、所持の決定的証拠は何もなかった。ただ、私名義の家から、大麻が出たというだけで……。

48時間を上限とする逮捕留置、20日が上限の勾留、私は21日間の長い取調べを受けた。やっと終わって、解放してもらえるのではないかと期待した。しかし、結果は大麻取締法の所持罪の共犯で起訴だった。

身体の拘束が長引いた理由の一つは、大麻の入手先が、分からず

仕舞いだったことがある。誰も入手先を話さず、栽培の形跡もなかった。勾留中に、わが家に再度の捜索が入った。しかし、新たな目ぼしい証拠は見つからなかった。世間の怒りを買うには証拠が不十分だったのかも知れない。更なる証拠探しに、何故、そんなに時間が必要だったのか、それとは別の理由があったのか。私には知る由もない。

　後で知ったことである。持ち主の M さんは、どこで手に入れたのかについては、「支援者から送られて来たもので、それが誰かはわからない」と言っていたそうだ。

10 戦略も、戦術もない防御

　勾留中、私の弁護士は、足繁く接見にやってきて、事情を説明してくれていた。ところが、起訴されると態度が変わり、とても事務的な対応になった。接見に来ても、そそくさと面会室を去るようになった。

　私は以前から、夫婦やカップルが大麻所持で捕まるときには、大抵は男性が所持していることが多く、女性は尿検査で陽性になっても不起訴になるケースが多いと聞かされた。私も、そうなるだろうと思ってた。当初、弁護人は「不起訴は取れます」と自信ありげに話してくれた。日本の司法は、一度起訴されると99％は有罪になるという話を聞いていたので、起訴になったら有罪は覆らないと思っていた。起訴で有罪は確実になったと思った。

　逮捕直後、弁護人を選任する際、紹介を受けた弁護士が北海道の方で、遠方であるので受任できないと断られた。その後、故平山誠氏が動いてくれて、急場を凌ぐことにした。タラレバの話ではあるが、この時に神様が味方してくれて、共に闘う弁護士に出会ってい

れば、「もう少し世間を騒がせることができたのに」という後悔は、今でも残っている。

11 2016年参議院出馬 ～死に損ないのファーストペンギン～

私は、2016年7月の第24回参議院議員選挙に東京選挙区から立候補した。比例全国区には新党改革代表の荒井広幸氏をはじめとする9人が立候補したが、全員落選した。前述の平山氏こそが、私を参院選に引っ張り出した張本人であった。

平山氏は、今回の事件で私が釈放され、しばらくして、癌を患い、道半ばにして死を迎えた。出会った頃から帯状疱疹に苦しみ、医療用大麻に関心を持ち、大麻合法化の推進を選挙公約に掲げるよう荒井議員（当時）を説得した。癌の痛み緩和に大麻を使用できずに残念な最期だったと思う。振り返れば、私たちは、全くの準備不足。行き当たりばったりの「無謀なチャレンジ」であった。自分の無知と無計画に恥いるばかりである。

もし、永田町のことをよく知っていたのであれば、「大麻」を公約に掲げて選挙に出るなどという奇行はしなかったであろう。アメリカには、「ファーストペンギン (the first penguin)」[1] という言葉があるそうだが、私は死に損ないのファーストペンギンである。

12 留置場の中の自由～読書三昧のシェルター～

取調べが終わると身柄は拘束されていても心は自由を取り戻し生き返った気持ちになったあの感覚は今でも覚えている。大麻で逮捕された知り合いからいろいろな話を聞いていた。中でも印象的だったのは、「あんなに静かに読書をできたことはない」という言葉だ。

これは何人もから聞いていた。

　朝起きれば食事が出る。洗濯もしてもらえる。昼も夜も上げ膳据え膳。三畳一間の掃除はあっという間に終わる。座って半畳、寝て一畳。厠もすぐそば（笑）。エコ。足るを知る生活を望んで与えられた場のような気もする。望み方を間違えると大変なことになる。「引き寄せの法則」[2]である。

　私はヨガの修行で何度かインドに行ったことがある。アシュラムと言われる道場にはいろいろなところがあるが、そこを思い出した。ヨガの修行よりも贅沢な食事をいただいている印象さえあった。

　そして、先輩たちのいう通り読書が唯一の楽しみ。何者にも何事にも邪魔されることなく読書に耽ることができた。没頭できたというより、この現実から逃げたかったのかも知れない。外の世界の事を忘れてしまいたかった。

　ワイドショーがどういう報道をしているのかは想像ができた。多分生きづらい人生が待っているのだろうと……。

13　中世のような拘置所の風景

　3か月の勾留中、隣近所の部屋に入れ替わり立ち代り、人の出入りがある。那覇拘置所は、およそ100人ぐらいの男性と15人くらいの女性が勾留されている。しばらく私の隣にいた人は、どうやら認知症の様子であった。15日に一度渡されるチリ紙。トイレットペーパーに慣れている現代人は、既に忘れ去られたであろうチリ紙。少しシワシワの真っ白でない長方形の紙の束。これを高さ20センチほど渡され、15日間これでまかなうように言い渡される。隣に来た女性は、1日で全て使ってしまう。その度に施設の職員に叱られる。朝の点呼も落ち着きなく部屋をうろつく。就寝の後もお菓子

の袋をガサガサと探る音がする。始終職員が世話を焼く。どんな法律を犯したのかはわからないが、それは悪意からくるものでなく老化や認知機能の低下が問題で起こした出来事であろうことは推測できる。罪と罰について考えるのは有り余りすぎる時間だった。

まるで中世の時代に生きているような気分になった。

14 6か月後の帰宅

22日間が最長の勾留期間だと思っていた私に信じられないことが起きた。証拠隠滅の恐れがあるということで勾留が延びた。ひと月、またひと月。勾留が3か月にも及ぶと誰が想像できただろう。さらに、第1回公判から判決までも3か月という時間を費やした。

逮捕されてから私は自宅に帰るまでに6か月の月日が過ぎていた。法律が定めるマックスの拘束時間だったと思う。大麻の所持。それも、私の物でないにもかかわらず、身柄を6か月も拘束される不条理について、テレビのコメンテーターは誰も語ってはくれなかった。

2017年5月、やっと私は石垣の家に戻ることができた。石垣の海は相変わらず美しく、森の緑も太陽に照らされ輝いていた。愛犬のクマも私を待っていてくれた。逮捕時、たくさんのマトリが家に来た後、一人残された犬はしばらく食欲を無くし、心神喪失のようであった、と留守番をしてくれていた友人から聞いて、涙が溢れた。

私は以前の私と何も変わらない。しかし、立場はまるっきり変わってしまった。日本という社会で「大麻」は麻薬。麻薬の使用は、堕落した人間がする事。それが一般常識となっている。ルールを犯した社会的不適合者。私は生涯この十字架を背負って生きなければならない。

印象操作によってメディアに広められた「堕落した人間」という
イメージは、報道を見た人の脳裏に焼き付いて離れることはないだ
ろう。おそらく、大麻が日本で合法になるまで変わることはないだ
ろう。

　一時は環境適応障害にもなった。現在、結婚している彼に支えて
もらわなければ、海外逃避か、死んでいたのかもしれない。強い心
を持った人とか、弱い人間であるとか関係なく、人は死んでしまい
たいと思うことは必ずある。そんな時、そばで感情を吐き出させて
くれる人がいるということは本当に救いだ。

15 逮捕劇から学んだこと

　メディアの報道についても後日談がある。

　2019年、KAT-TUN の元メンバーで歌手の田口淳之介さんが大
麻取締法で逮捕された。弁護人である望月宣武弁護士が捜査関係者
を公務員の守秘義務で関係者を告訴した。家宅捜査の様子や送検さ
れる姿を撮影させるために情報をリークしたのは、公務員が職責を
逸脱し、法律を無視した行為だという。私は、こうしたことも知ら
されていなかった。この弁護人が動いてくれたおかげで、捜査機関
も、最近は慎重になっているようだ。送検の際の連行車両のカーテ
ンは固く閉められている。

　逮捕劇を通して私は、自分の人生について振り返り考える時間を
嫌というほど与えられた。私は家柄も特に良いわけでもなく、女優
としての才能も群を抜くというほどでもない。でも、これまで、懸
命に頑張って来た。

　たしかに、生活面に関しては、決して賢明とは言えない部分もあっ
たと思う。ハリウッド・セレブを憧れてみたり、流行を追いかけた

り、贅沢な生活をすることに興味を持ったりした時期もあった。その辺は、ワイドショーに付け込まれても反論できないところがある。

　ここについては自分を見つめ直す良い機会をいただいたと感謝に変える必要も感じている。選挙に出ることを決めた時からすごく無理をしていた。政治の世界や、大麻の法改正活動は自分に相応しい場所でないことは十分わかっていた。

16 なぜそうまでしてそこに向かったのか？

　私は20代後半から花粉症に悩まされていた。「花粉症の原因は自分にはない」という根拠のない自信がありました。そして、この環境の中で、当たり前のように、その季節を迎えると天気予報では明日の花粉症予想というニュースが流れる。ところが、調べていくと、杉の植林によって多様性のある植生を人為的に変えてしまっていることに原因があることを知った。やはり、花粉症も人災なのだと知った。

　知り合いのお子さんが重度のアトピー性皮膚炎になり全身の皮膚から血液が滲み出ていながらも痒みに耐えかねて掻きむしっていた。掻きむしらないように、その子の手には包帯が巻き付けられていた。

　なぜ、こんな苦しみを受けなければいけないのか？

　そんな出会いから、環境問題に目を向けるようになった。

17 人生の転機

　私の人生の転機になった出来事はテレビのドキュエンタリー番組だった。「イルカは人を癒せるか？」というテーマで、オーストラ

リアでイルカ・セラピーをしている女性とイルカとお話ができる先住民のビルという方を尋ねるという作品だった。先住民たちは7代先の子孫に同じ自然環境を残すということを念頭に置いて生きていた。

　私が生まれたのは1963年。東京オリンピックの前の年。日本がこれから経済大国になってゆく上り調子のときだった。その後も地球の人口は増え続け、お金も物もたくさん持っていることが成功者と崇められた。しかし、その競争の中にいることは決して安らかではない。私も30歳を過ぎた頃、なんとなく疲れていた。

　そんな時に出会った先住民やイルカ・セラピーの人びとは、美しく光り輝いていた。

　この出来事がきっかけで私はナチュラリスト（自然主義者）への道を歩み始めた。私たちが地球の資源を貪ればいつか枯渇し、私たち人類は地球の邪魔者として淘汰されてしまう。

　そんな妄想に怯え、持続可能な暮らし、地球と寄り添う生き方をする人たちの暮らしに憧れた。世界のエコビレッジをいくつか旅して日本に帰り、日本ではどんなことができるのだろうかと調べ始めた。

　日本は、江戸時代くらいまでは海外の資源に頼らずとも生きていたということ。

　大麻は、第2次大戦後、石油産業と入れ替わりに、隅に追いやられ、悪魔になったということ。

　戦後の教育を受けた私たちも、大麻は麻薬、人間が壊れると思っていたこと。

　大麻草が良い悪いの問題ではなく政治的な問題であったと。

　調べてみて、初めてこれらのこと理解をした。大麻草は、衣食住、環境問題などの問題を解決する「希望の草」にしか見えなくなって

いた。私は、このとき、大麻問題という「パンドラの箱」を開けてしまったのかもしれない[3]。

18 今、思っていること

私たちは今、「コロナ・パンデミック」[4]という出来事に向き合っている。私たちが欲望に駆られ、地球の資源を貪って来た結果、環境がバランスを壊し、その揺り戻しが始まったのではないか。

大麻草が、自然界にある植物であるにもかかわらず、なぜ、麻薬とされるのか。有効利用の可能性もたくさんあるにもかかわらず、「ダメ絶対」であるとされ、法的根拠も曖昧なまま、人を逮捕し社会的に抹殺されている。こんな出鱈目は、そろそろ終わりにして欲しいと思う。どれほどの人間が、大麻草でではなく、大麻取締法で人生を棒に振ったことか……。

2021年に入り日本の年金機構は、アメリカの大麻関連企業に投資をしていることが報じられた[5]。科学的には、大麻草の効能が証明され、医療用大麻については日々新しい治験が行われている。科学の進歩によって、大麻草に対する誤解が解け、1日も早く有効的な大麻草の使用についての議論が始まることを祈っている。

今、大麻の自己使用や所持を非犯罪化したアメリカ合衆国の一部の州では、犯罪者としての烙印を消すため、大麻関連の犯罪履歴を消去し、名誉を回復する動きがあります。

日本でも、私だけでなく、無念の思いでいる多くの逮捕者が、名誉が回復される日を待ち望むと同時に、多くの方に大麻草の真実を知って欲しいと思っています。このような思い出、私の恥ずかしい人生の一ページをお話しいたしました。

みなさんの心に届けば幸いです。

（2021年8月　石垣島にて）

．．

1　群れで行動するペンギンのうち、魚を捕るために一番最初に海に飛び込む勇気あるペンギンのこと。転じて、ベンチャー精神あふれる起業家やリスクを恐れずに新しい挑戦をする姿勢のことを表す言葉。

2　エスター＆ジェリー・ヒックス共著＝他著（翻訳・吉田利子）『引き寄せの法則──エイブラハムとの対話』（講談社文庫、2017年）参照。

3　本書の企画者である龍谷大学の石塚伸一さんに「大麻」ティーチインのとき、「パンドラの箱を開けてしまったんだよ！」と言われ、自分でもとんでもないことをしたものだと背筋に汗が流れる思いをした。

4　パンデミック（pandemic）とは、人と動物が共に罹患する伝染病が世界的に大流行すること。語源は、ギリシア語の pandēmos ＝ pan-（全て）＋ dēmos（人々）である。

5　2021年3月19日、『ブルームバーグ（Bloomberg L.P.）』によって、厚生労働省所轄の年金積立金管理運用独立法人（GPIF）である日本年金機構がキャノピーグロース、クロノスグループ、オーロラ・カンナビスなどのアメリカの大麻関連企業の海外大麻企業の上位株主であることが報じられた。
https://www.greenzonejapan.com/2021/03/31/pension_invest_cannabis/
（2021年8月31日最終閲覧）

第 6 章　大麻とCBD

吉田智賀子　APO Japan 株式会社代表取締役／APO Ltd. Regional Dierctor Asia

よしだ・ちかこ　1971年、東京生まれ。ロンドン大学SOAS（東洋アフリカ研究学院）政治歴史学部卒、同大学院中東政治修士課程修了。麻薬対策を含むテロ対策及び治安情勢分析を専門とし、外務省国際情報統括官組織、JICA南アジア部及びパキスタン事務所、国連薬物犯罪事務所（UNODC）パキスタン事務所等に勤務。2019年より英CBDベンチャー企業Always Pure Organics（APO）アジア地域オペレーション・ディレクターを経て、2021年8月よりAPO Japan株式会社代表取締役。

1　CBD と市場の動向

　世界のCBDの市場は、2020年の28億米ドルから71億米ドル（約3,000億円〜）2028年には134億米ドル（約1.5兆円）に拡大し、CAGR（年平均成長率）は21％以上が見込まれている[1]。世界市場シェアは北米が約4割と最大で、欧州、中国及び日本を含むアジア太平洋地域、南米、中東及びアフリカ地域となっている。

　北米及び欧州新興株式市場には、CBD製品を取り扱う企業や技術メーカー数も増加し、有望株式投資対象となっている。例えば、元サッカーイングランド代表デイビッド・ベッカム氏が経営する「デイビッド・ベッカム・ベンチャーズ・リミテッド（DBVL）」が投資する英CBDベンチャー企業「セルラー・グッズ（Cellular Goods）」の株価は、ロンドン証券取引所（LSE）で上場初日に310％上昇し、時価総額2,500万英ポンド（約38億円）にまで跳ね上がった[2]。英国では、特にウェルネス製品として消費者の関心が高く、推定130万人が使用しており、年間約3億ポンド（約460億円）の市場規模とされる。

　このように急成長するCBD市場であるが、なぜそこまで人気を

集めているのだろうか。その理由は、CBDが多くの疾患症状に効果効能があることが明らかになってきたからである。

　CBD（カンナビジオール）とは、「大麻（大麻草）」に含まれる生理活性物質「植物性カンナビノイド[3]」の主要成分のひとつである。CBDには、皮膚病、睡眠障害、発作性疾患（てんかん症候群）、心的外傷後ストレス障害（PTSD）など、少なくとも27の疾患に薬理作用があることがわかっている[4]。また、動物のさまざまな疾患治療にも効果効能があることが明らかになっており、ヒトからペットに至るまで多様なCBD製品が市場に出回っている。また、大麻草には「THC（テトラ・ヒドロ・カンナビノール）[5]」というもう一つの主要カンナビノイドが含まれており、食欲増進、疼痛緩和、悪心嘔吐軽減、抗けいれん等の薬理作用が認められている。なお、CBDとTHCを両方摂取することで相乗効果があることも明らかになってきている一方で、THCが有する精神作用（いわゆる「ハイ」になる精神活性物質）により、THC含有量を定めたりTHC自体を違法としたりする国が多い。

　日本も例外ではなく、THCは違法でCBDは合法である。2016年頃に初めてCBD製品が輸入されて以降、多くのCBD製品が日本市場に登場しているが、その輸入規制が厳しいほか、世論の大麻（たいま）のイメージが悪い、またはCBDに関する理解が乏しいなどの理由で、欧米のような市場規模までには成長しきれないというのが現状である。

2　市民抗議による合法化

　APO本社がある英国においては、大手ドラッグストアや大手健康食品店などで、ウェルネス製品としてCBD製品を購入することができる[6]。一方で、大麻由来の医薬品として扱われるCBD製剤（特

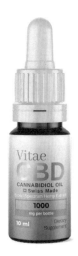

APO ブランド「Vitae（ラテン語で生命）」。CBD
が1000mg配合されたオイル。

にTHCが含まれるもの）は規制対象となっており、必要とする患者や
その家族のアクセスは限定的なものになっている。

　英国で医療大麻が合法化したのは2018年11月1日とその歴史は
まだ浅い[7]。合法化のきっかけになったのは、ビリー・カルドウェ
ル少年とアルフィー・ディングリー少年という、難治性てんかんの
2人の少年に対する政府の対応を巡り、市民らが抗議運動を行った
ことに起因する。

　2018年6月、ビリー少年（ドラベ症候群、当時12歳）の母親シャーロッ
トさんは、息子のてんかん発作に効果があったカンナビス・オイル
を求めてカナダに渡航。2カ月分となる40ml瓶7本のオイルを持
ち帰ったところ、英国の規制であるTHC含有量0.3％を上回る2％
が配合されていたことから、ロンドン・ヒースロー空港の税関で没
収された。そして、オイルを摂取することができなくなったビリー
少年の症状は悪化し、てんかん重積状態となり集中治療室での入院
の日々が続いた。これがメディアで報じられ、ビリー少年を救うた

めの特別措置を求める市民の抗議運動が広がり、英内務省は没収したオイルを返却することとなった[8]。

　2016年、ビリー少年はTHC含有のCBD製剤が合法である米国で治療を開始。すると、彼のてんかん発作は大幅に減少し、認知能力と運動能力は著しく改善した。この劇的な症状改善に感銘を受けた英国の主治医（GP）が、同オイルを英国内で処方することに同意するも、地方医療当局がその違法性を指摘したことで処方が中止された[9]。オイルを英国内で入手することが不可能となったため、母シャーロットさんはカナダ渡航を余儀なくされたのである。

　2017年9月、アルフィー少年（レノックス・ガストー症候群、ドラベ症候群、当時6歳）の両親は、息子にカンナビス治療を受けさせるために英国を離れてオランダに居住した。一年に緊急入院48回、発作3,000回を起こしていたアルフィー少年の症状は、治療開始とともに大幅に改善したものの、オランダでの国民保険資格を持たない家族は、治療資金の寄付を募るも経済的な負担から治療を断念し、翌1月に帰国した。母ハンナさんは、英国議会の超党派議員連盟に対して、その薬効と必要性を訴え、英国でも医療大麻を合法化することを求める請願書を提出した。これを受けた議連は内務省に掛け合うも、「英国では、大麻はスケジュールⅠ（医療用途のない麻薬）に分類されており、その薬効のエビデンスがない」ため「処方ライセンスは発行しない」としたことから、非人道的で冷酷な政治判断であるとして大きな波紋を呼んだ[10]。

　それから約3年後の2021年4月、APO本社を訪れたハンナさんは、「英国のEU離脱が理由で、息子は必要なオイルが手に入らなくなった」とし、英政府に対して再度働きかけを行う予定であると述べた（2021年6月、ハンナさんがボリス・ジョンソン英首相宛てに書簡を送付したことが報じられた[11]）。

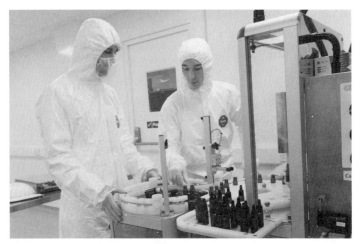

APO 本社クリーンルームでの CBD オイル充塡作業の様子。

　英国では、2018年の医療大麻合法化以降、英国民保険 (NHS) の処方せん交付数は5件にとどまるなど医療用大麻へのアクセスが極めて限定的で、2021年1月以降は、英国の EU 離脱による輸入規制等が問題となっている。現在、英国内で大麻由来の医薬品を必要としている約6,000人の患者のほとんどは私費医療を受けており、その費用は毎月約2,000英ポンド (約30万円) を超えるなど、経済的な負担も問題となっている[12]。

3 持続可能な大麻政策に向けて

　各国の大麻を含む違法薬物規制は、国際条約に基づいて制定されていることが多い。世界的な大麻規制は、1912年第一回国際アヘン会議に始まり[13]、1961年麻薬単一条約等でカンナビスとその樹脂は、モルヒネやヘロインと同じ最も危険な薬物分類 (スケジュール I)

に指定された[14]。

1960年から70年代、米政府による薬物戦争 (War on Drugs) のもと世界の薬物統制が強化されていった。しかし、不法薬物の取引は後を絶たず、ブラックマーケットが拡大し、犯罪組織、反政府組織、テロリストの資金源となる構図が現在も続いている。また、1990年代以降、米国では常習性の強いアヘン系の医療用麻薬が乱用され、ブラックマーケットで売買されるようになり、多くの依存症患者を生み出している。2019年には過剰摂取による死亡が約5万人と、1日に136人以上が死亡する社会問題「オピオイド・クライシス」となっている[15]。

これら薬物を取り巻く状況を鑑み、2009年、オバマ米前政権が「麻薬戦争」という言葉の使用を止めるとし、薬物を統制から薬物依存の治療支援を行うべきであるとの見方を示した[16]ほか、2011年、薬物政策国際委員会 (GCDP) [17] が、世界の薬物戦争は失敗に終わったと宣言し、各国政府に対して抜本的な薬物政策の改革を求めたことで、国際社会で薬物政策を巡る議論が活発化した。

大麻をめぐっては、2020年12月、国連麻薬委員会 (CND) が、医療や研究目的の大麻とその関連製品を最も危険な薬物分類スケジュールⅠから削除する勧告を承認した[18]。これは、歴史の大きな第一歩として多くの関係者及び機関等から歓迎されたとともに、患者や市場のニーズが国際レベルで政策に反映された格好となり、薬物の統制から人権や健康に重点がシフトしたことを示す指標となった。

また、国際社会の動きに先駆け、2018年12月、トランプ米前政権が農業法を成立させ、産業用大麻 (ヘンプ) の商業栽培を合法化した。ヘンプとその種を麻薬取締局 (DEA) が定める規制薬物から排除するとともに管轄を農務省 (USDA) に移管し、大麻を麻薬から農作

物として扱い始めた[19]。同時に、THCの濃度が低い0.3％以下の品種をカナビスと定義し、マリファナとの差別化を図った[20]。

　なお、大麻が自生しているような開発途上国の中には、大麻栽培を合法化することで経済開発に役立てる政策に舵を切った国もある。2015年から2019年に押収された大麻樹脂（ハシシ）の原産地は、モロッコ、アフガニスタン、パキスタン、レバノンが上位を占めたが、うちモロッコ、パキスタン、レバノンの3カ国が大麻栽培の合法化に踏み切っている[21]。合法化することで、農家の収入を増やし課税対象額を拡大させ、ベンチャー企業を通じて経済を活性化し、開発事業プロジェクトを立ち上げて投資を募り、輸出量を伸ばして外貨取得を増加させること等が見込まれる。また、麻薬密売組織やテロ組織から農家を切り離し、麻薬ビジネスとテロ資金供与を防止し、法執行機関の負担と予算を軽減させる。それとともに、そのマンパワーをより安心・安全な社会作りのために有効活用すること等も可能になるだろう。

　日本を含む国連加盟国は、2015年9月の国連サミットで「持続可能な開発のための2030アジェンダ」を全会一致で採択し「持続可能な開発目標（SDGs）」を掲げた。SDGsは17のゴール・169のターゲットから構成され、発展途上国のみならず、先進国が自ら取り組むユニバーサル（普遍的）なものとすることで、地球上の「誰一人取り残さない（leave no one behind）」ことを目指している[22]。また、「SDGsパートナーシップ」には、カナビスとヘンプ政策を持続可能な開発と人権に連結させるイニチアチブ「#SDGAction13554」がある[23]。これは、市民社会、研究者、専門家、そして大麻政策の影響を受ける人々による共同事業であり、持続可能な開発、人権、環境問題、大麻という植物と、これらを取り巻く法律、政策、慣行の相互関係を分析することを目的としている。このようなイニチアチブ

は、刑罰や社会的隔離から、健康や人権といった基本原理に焦点を充てた政策への転換に役立つだろう。

　欧米諸国では、大麻由来の医薬品等を使った患者及びその家族が、てんかんによる発作が軽減及び消滅したり、ガンの腫瘍が消失したという体験談を語りながら啓蒙活動を行っている。この活動を支援する市民団体やメディアが、世論や政治家に対して正しい理解を求めて、患者や家族らの訴えや体験談等を拡散している。筆者が、薬物の統制側から大麻の推進側に自身のキャリアを変更したのも、こうした大麻の効果効能を理解し、大麻を必要としている人たちへのアクセスが、薬物を巡る政治と政策により制限されていることを理解したからである。

　25年以上前の話になるが、筆者の末の弟は白血病を患い、17歳という若さで他界した。もし当時、医療大麻が使用できれば、がんを克服するまではいかずとも、抗がん剤治療の副作用を軽減し、短い人生最後の入院生活の質を少しでも上げることができたのではないかという思いがある。

　政治的な理由等から、今までダメだとされてきた薬物が、医療や経済開発に役立つ可能性があることを否定してはならないし、また、これら薬物に関する間違った認識が世論に植え付けられてしまっていることが一番の問題なのだと思う。国際社会では、大麻の規制緩和に踏み切る国が増えているほか、人権と健康、そして持続可能な開発目標という枠組みで大麻が議論され始めている。こうした国際的な動きが日本でも多く報じられるようになれば、世論の大麻に対する考え方も変わるのではないか。

....

1　Grand View Research 'Market Analysis Report：Cannabidiol Market Size,

Share & Trends Analysis Report By Source Type（Hemp, Marijuana）, By Di stribution Channel（B2B, B2C）, By End-use（Medical, Personal Use）, By Region, And Segment Forecasts, 2021 - 2028' (Feb 2021), (https://www.gr andviewresearch.com/industry-analysis/cannabidiol-cbd-market)（2021年8月3日、最終閲覧）。

2   Evening Standard, Simon Freeman, 'Shares in David Beckham-backed ca nnabis firm up 310% in early trading frenzy' (24 February 2021), (https://www.standard.co.uk/business/leisure-retail/david-beckham-cannabis-flotation-cellular-goods-abraham-kanabo-b921103.html)（2021年8月3日、最終閲覧）。

3   なお、「カンナビノイド」には植物性だけではなく、化学合成された合成カンナビノイドや、ヒトや動物等に備わっている内因性カンナビノイドがあり、免疫システムといった体内のバランスを整える機能があり、この身体調整機能を「エンド・カナビノイド・システム（ECS）」と呼ぶ。また、大麻には、香り成分で精油（エッセンシャルオイル）となるテルペノイドも120種類以上含まれている。

4   アイリーン・コニェツニー／ローレン・ウィルソン（著）、三木直子（訳）『CBDのすべて』（晶文社、2019年）第8章 CBDと27の疾患：筋萎縮性側索硬化症（ALS）、ぜんそく、自閉症、アルツハイマー病、ADD（注意欠陥障害）、ADHD（注意欠如・多動性障害あるいは注意欠陥・多動性障害）、不安神経症、関節炎、自己免疫疾患、がん、脳震とう、脳／脊髄損傷、うつ病、糖尿病（1型、2型）、線維筋痛症、炎症性腸疾患、片頭痛、多発性硬化症（MS）、悪心／嘔吐、ニューロパチー、肥満、パーキンソン病、疼痛、心的外傷後ストレス障害（PTSD）、皮膚病、睡眠障害。

5   THCには、Δ9-THCとΔ8-THCの2種類があり、Δ9-THCの方が精神作用が強い。THCとは一般的にΔ9-THCを指す。

6   欧州及び英国では、ヘンプ由来CBD製品は、1997年5月15日以前にEU内でヒトが相当量消費していなかった食品及び食品原料「新規食品（ノベルフード）」とみなされている。英食品基準庁（FSA）は、CBD製品取り扱い事業者に対し、2021年2月15日までにノベルフード申請の提出を要請し、2021年3月31日までには全申請書のValidation（妥当性確認）の結果を発表、右期限以降の未申請及びValidation不合格のCBD製品販売を違法とした。しかし、2021年8月21日時点においてもValidationの結果発表は一部のみとなっている。FSA, 'CBD products linked to novel food applications' (https://www.food.gov.uk/business-guidance/cbd-products-linked-to-novel-food-applications)（2021年8月21日、最終閲覧）。

7   大麻由来の医薬品は、2001年薬物乱用規則における医療用途なしのスケジュール1からスケジュール2へ移行され、特定の条件のもと医師が処方可能となった。英内務省 'Government announces that medicinal cannabis is legal' (11 October 2018) (https://www.gov.uk/government/news/government-announces-that-medicinal-cannabis-is-legal)（2021年8月21日、最終閲覧）。

8   The Guardian, Mattha Busby and Verity Bowman, 'Home Office returns cannabis oil for boy's epilepsy treatment' (16 June 2018) (https://www.the

guardian.com/society/2018/jun/16/billy-caldwells-mother-hopeful-of-cannabis-
medicine-licence）（2021年8月21日、最終閲覧）。

9　The Guardian, Mike Power, 'Is it time to legalise medical cannabis in the
UK?'（22 June 2018）（https://www.theguardian.com/lifeandstyle/2018/jun/22/
legalise-medical-cannabis-uk-billy-caldwell-law-reform）（2021年8月21日、最終閲
覧）。

10　BBC 'Home Office denies medical cannabis pleas for boy age six'（https://
www.bbc.co.uk/news/uk-england-coventry-warwickshire-43101716）（2021年8月
21日、最終閲覧）。

11　CanEX, Roland Sebestyén, 'Epileptic boy Alfie Dingley's mum invites Bo
ris Johnson to discuss medical cannabis',（16th June 2021）（https://canex.
co.uk/alfie-dingley-medical-cannabis-epilepsy-boris-johnson/）（2021年8月21日、
最終閲覧）。

12　Medical Cannabis Network, 'Examining the potential of the UK medicin
al cannabis market',（https://www.healtheuropa.eu/examining-the-potential-
of-the-uk-medicinal-cannabis-market/107363/）（9th April 2021）（2021年8月21日、
最終閲覧）。
Wales Online, Max ChannonTaz Ali, 'Only three NHS cannabis prescripti
ons have been issued, says MPs',（16 APR 2021）（https://www.walesonline.
co.uk/news/uk-news/only-three-nhs-cannabis-prescriptions-20398612）（2021年8
月21日、最終閲覧）。

13　大麻博物館『日本人のための大麻の教科書』（イーストプレス、2021年）194頁。

14　UNODC, UNITED NATIONS, 'SINGLE CONVENTION ON NARCOTIC
DRUGS, 1961 - As amended by the 1972 Protocol amending the Single
Convention on Narcotic Drugs, 1961', List of Drugs Included in Schedule
I（https://www.unodc.org/pdf/convention_1961_en.pdf ）（2021年8月5日、最終
閲覧）

15　National Institute on Drug Abuse, 'Opioid Overdose Crisis'（March 11,
2021）（https://www.drugabuse.gov/drug-topics/opioids/opioid-overdose-crisis）
（2021年8月5日、最終閲覧）。

16　Wall Street Journal, Gary Fields, 'White House Czar Calls for End to 'War
on Drugs',（May 14, 2009）（https://www.wsj.com/articles/
SB124225891527617397）（2021年8月5日、最終閲覧）。

17　Global Commission on Drug Policy, 'WAR ON DRUGS：REPORT OF
THE GLOBAL COMMISSION ON DRUG POLICY'（June 2011）, p2（https://
www.globalcommissionondrugs.org/wp-content/themes/gcdp_v1/pdf/Global_
Commission_Report_English.pdf）（2021年8月5日、最終閲覧）。

18　UNODC, 'Press Statement – 2 December 2020 CND votes on recommen
dations for cannabis and cannabis-related substances'（2 December
2020）,（https://www.unodc.org/documents/commissions/CND/CND_Sessions/
CND_63Reconvened/Press_statement_CND_2_December.pdf）（2021年8月5日、
最終閲覧）。

19　USDA, 'The Agriculture Improvement Act of 2018'（https://www.usda.gov/
topics/hemp）（2021年8月5日、最終閲覧）。

20　FDA, 'Hemp Production and the 2018 Farm Bill：Testimony by Amy Abe
rnethy, MD, PhD.
Principal Deputy Commissioner - Office of the Commissioner'（July 25,
2019）,（https://www.fda.gov/news-events/congressional-testimony/hemp-
production-and-2018-farm-bill-07252019）（2021年8月5日、最終閲覧）。な お、
米国は、1932年、統一麻薬法でアヘンとマリファナを麻薬と定義し、1937年
にマリファナ課税法を制定し取締りを厳格化していた（大麻博物館『日本人のため
の大麻の教科書』（イーストプレス、2021年）195頁）。

21　UNODC, 'World Drug Report 2021 / 3 - DRUG MARKET TRENDS：CAN
NABIS OPIOIDS', pp17-18,（https://www.unodc.org/res/wdr2021/field/
WDR21_Booklet_3.pdf）（2021年8月5日、最終閲覧）。
レバノンは2020年4月、アラブ諸国で初めて医療用大麻栽培を合法化。パキス
タンは2020年9月に医療・産業用大麻栽培、モロッコは2021年3月に医療・
化粧品・産業用の大麻栽培を合法化している。

22　日本外務省「SDGs とは？」（https://www.mofa.go.jp/mofaj/gaiko/oda/sdgs/ab
out/index.html）（2021年8月21日、最終閲覧）。

23　UN SDGs '#SDGAction13554 - Linking Cannabis and hemp policies to
sustainable development and human rights'（https://sustainabledevelopme
nt.un.org/partnership/?p=13554）（2021年8月21日、最終閲覧）。

第 **7** 章

「大麻等の薬物対策のあり方検討会」とは何か？

検討会を通じて考えたこと

松本俊彦　国立精神・神経医療研究センター精神保健研究所薬物依存研究部
部長、同センター病院 薬物依存症センター センター長

まつもと・としひこ　1967年生まれ。精神科医。国立精神・神経医療研究センター
精神保健研究所薬物依存研究部部長。1993年佐賀医科大学卒。横浜市立大学医学部附
属病院精神科、国立精神・神経医療研究センター精神保健研究所司法精神医学研究部、
同研究所自殺予防総合対策センターなどを経て、2015年より現職。主な著作に『自
傷行為の理解と援助』(日本評論社、2009年)『自分を傷つけずにはいられない』(講談社、
2015年)『もしも「死にたい」と言われたら』(中外医学社、2015年)『薬物依存症』(ちく
ま新書、2018年)『誰がために医師はいる』(みすず書房、2021年) などがある。訳書
にターナー『自傷からの回復』(監修、みすず書房、2009年)、カンツィアン他『人はな
ぜ依存症になるのか』(星和書店、2013年) など多数。

1 はじめに

　2021年前半、厚生労働省監視指導・麻薬対策課 (以下、監麻課) が
主管課となって、「大麻等の薬物対策の在り方検討会」(以下、同検討会:
厚生労働省、2021年) が8回にわたって開催された。これは、難治性て
んかんに対する大麻成分由来医薬品エピディオレックスの臨床治験
を実施するための法整備、ならびに、大麻使用罪創設に関して、有
識者の意見をとりまとめることを目的としていた。筆者は、構成員
のひとりとして同検討会に参加した。

　監麻課から構成員就任の打診があった際、私は驚かなかった。す
でに2、3年前より、監麻課、そして、監麻課の下部組織として各

地域の地方厚生局内に設置された麻薬取締部（以下、麻取部）のなかで大麻使用罪創設の気運が高まっている、ということは仄聞していたからだ。そのせいもあって、筆者は、「ついに動き始めたか」と、嫌な雲行きに憂鬱な気持ちになったのを覚えている。

　それでも筆者は、構成員のリスト一覧を見たとき、そのあからさまなやり口に唖然とし、次いで腹の底からどす黒い怒りが沸き起こるのを禁じ得なかった。あまりにもお手盛り的に人選だったからだ。構成員の多くは、監麻課をスポンサーとする研究費や事業費で、「飯を食ってきた」ような研究者や関係者——ほとんど利益相反の状態といってよい顔ぶれ——だった。

　もちろん、薬物依存症の治療や回復支援に携わる「異質な」構成員——筆者と川崎ダルク施設長の2人——も、一応は含まれてはいた。しかし、それはあくまでも、「広く意見を聴取した」というアリバイ作りのためであって、この構成員全体の顔ぶれを見わたせば、筆者らが何を主張しようと、「少数派の偏った意見」と一笑に付されるであろうことは、容易に推測できた。

　何よりも秘密主義的な雰囲気が漂っていた。毎回、会議が開催される場所は秘匿され、会場には、COVID-19感染拡大防止を理由に一般傍聴人を入れず、あらかじめ登録された記者だけしか傍聴できないとされた。また、会議録は発言者の個人名を伏せて公表されることとなった。いずれにも国の委員会や審議会にはあり得ないやり方だが、その理由について監麻課は、「構成員に危害が及ばないようにするため」と説明し、その釈然としない説明に、かえって主催者側の漠然とした後ろめたさを感じさせた。

　さて、本稿では、この検討会の場で筆者が主張したこと、それから、必ずしもその席では発言しなかったものの、会議を通じてずっと考えていたことを述べてみたい。

2 なぜいま「使用罪」なのか

　そもそもなぜ今になってこの使用罪ということが議論されるようになったのか。

　今回、表向きの理由として持ち上がった、エピディオレックスという大麻成分由来の医薬品は、その機序は不明ながら、レノックス＝ガストー症候群やドラベ症候群といった難治性てんかんに対する有効性は明らかであり、すでに多くの国で正式な治療薬として承認されている。そのようななかで、厚労省監麻課には、関連学会や患者家族会から同薬剤の国内承認に対する強い要望が寄せられ、これを認可しないわけにはいかない状況があった。そこで、まずは同薬剤の臨床治験を承認するのに合わせて、大麻規制のあり方を見直すことにしたわけだ。

　しかし、その見直しは、国際的潮流とは異なり、「規制緩和」ではなく、「規制強化」に向けたものだった。第1回の検討会において、監麻課はこの機会に合わせて使用罪創設についても論じる理由を述べた。その理由を端的にいえば、以下の3点に整理できる。第1に、近年、大麻取締法による検挙者が急激に増加しており、若者を中心に国内で大麻汚染が広がっていると考えられること、第2に、海外で大麻寛容政策が進むなか、インターネット上では不正確な情報が氾濫しており、そのような状況において、今回、大麻成分由来の医薬品を承認すれば、「日本も大麻に対する寛容政策へと舵を切った」との誤解を招きかねないこと、そして最後に、わが国の規制対象となっている薬物のなかで、「使用罪」がないのは大麻だけという状況は不自然である、ということだった。

　もっとも、これらはあくまでも表向きの理由にすぎない。というのも、解釈次第では現行法でもエピディオレックスの臨床治験は十

分に可能だからである。おそらく真の目的は、麻取部の仕事を増やし、予算獲得・人員拡大にあった。民主党政権時に、「薬物犯罪の捜査・摘発は警察がやればいい」という理由から、麻取部が仕分け対象としてリストアップされたことだ。このトラウマはいまだに尾を引いている気がしてならない。実際、危険ドラッグ乱用が深刻な社会問題となっているときには、麻取部への予算配分は一気に増額されたが、危険ドラッグ問題の鎮静後、もはやその「バブル」状態は維持できなくなった。そのような状況において、次なる起爆剤として大麻が照準されたわけだ。つまり、大麻使用罪の創設は、監麻課・麻取部のプレゼンスを示すうえで是が非でも必要だった。その意味で、エピディオレックスの臨床治験は「利用された」といえるだろう。

　政治的な状況も影響していた可能性がある。米国では、薬物に対して比較的厳罰主義的なスタンスをとる共和党政権から、大麻合法化を謳う民主党へと政権交代が行われ、連邦政府としての大麻合法化はいまや秒読みの段階にある。もしも米国が大麻に対する方針を変更すれば、わが国は微妙な立場となり、米国から何らかの外交圧力がかかる可能性もある。したがって、連邦政府が方針を変更する前に、大麻使用罪を作っておき、既成事実化しておく必要があった。

　そんな矢先、わが国でも首相の交代が起こった。安倍政権下では、「昭恵さん大麻文化擁護問題」もあり、さすがに監麻課も大麻に対する規制強化策を提案しづらかった可能性がある。実際、この検討会は菅政権に交代してまもなく始動したのだった。

3 立法の根拠はあるのか

　前述したような事情があるにせよ、新たに法律を作るからには、

立法の根拠が必要となる。ただでさえ、大麻取締法自体、敗戦後にGHQの指導によって作らされた法律である。その砂上の楼閣に、さらにグラグラした小屋を建てるわけにはいかない。しかし、残念ながら、検討会ではこの点が十分に議論されたとはいいがたい。少なくとも国際的な潮流に逆らって、日本が独自路線を貫く理由は明確にされなかった。

検討会では、大麻合法化後における米国コロラド州の交通事故が増加したことをくりかえし言及されていた。その一方で、米国の合法化州全体を対象としたデータでは交通事故の増加は確認されないという重要な事実には、一切言及されなかった。そして日本を見てみると、大麻取締法での検挙者の増加に伴って、交通事故が増えているのかといえば、むしろ年々減少の一途をたどっている。ちなみに、暴力犯罪も増えてなどいない。

では、健康被害はどうなのか。筆者が調べたかぎりでは、大麻による身体医学的障害に関する報告は見つからなかった。精神医学的障害については、国内15本（合計25例）の大麻関連精神障害患者に関する症例報告論文があるだけで、多数例を対象とし、きちんと査読を経た定量的研究は、後述する最近、筆者が慌てて行った研究を除けば皆無という状況だ。これでは、大麻使用による健康被害について議論するには、あまりにも根拠が乏しすぎる。

何よりも、大麻取締法による検挙者人員の増加に見合った健康被害の増加が見られていない。筆者らが隔年で実施している「全国の精神科医療機関における薬物関連精神疾患の実態調査」（松本ら、2021年）では、大麻関連精神疾患症例は、検挙者の増加に見合った変化を見せていない。

確かに、わが国で最も多く乱用されている違法薬物は大麻だ。事実、一般住民を対象とした「薬物使用に関する全国住民調査（通称：

飲酒・喫煙・くすりの使用についてのアンケート調査)」(嶋根ら、2020年)では、一般住民における最も生涯使用経験率の高い違法薬物が大麻であることが明らかにされている。

しかし、大麻使用の結果、医療にアクセスする者は少ないのだ。「全国の精神科医療施設における薬物関連精神疾患の実態調査」(松本ら,2021)によれば、患者が乱用する薬物の半数は覚醒剤であり、次いで睡眠薬・抗不安薬、市販薬と続き、大麻は全患者の5〜6%程度を占めるにすぎない。このことは、大麻使用の健康被害に関しては疑義を差し挟む余地があることを示唆している。

4 大麻使用による健康被害とは

とはいえ、大麻使用によって重篤な精神障害を呈する患者がまったくいないわけではない。

薬物依存症専門外来を訪れる大麻関連精神障害患者は、大まかに2つの類型に分類できる。1つは、それこそ数十年におよぶ長期間、連日、大麻を常用しながらも、高い職業的機能を果たし、家庭生活にも問題を呈していない多数派の人たちである。その多くは、大麻取締法による逮捕をきっかけに、いわば法廷戦略の一環として受診してくる。そしてもう1つは、使用した期間や頻度はそれほどでもないにもかかわらず、大麻使用を契機として、統合失調症と区別がつかない慢性持続性の精神病を呈する、という少数派の人たちである。

これは謎めいている。一体、この2つの臨床類型を分かつ要因は何なのか？ 不思議に思って海外の文献をレビューしてみると、大麻依存症罹患の危険因子として、高い使用頻度、長い使用期間、THC濃度の高い大麻製品(樹脂・液体製品)の使用、依存症の家族歴、

虐待やいじめなどのトラウマ体験の存在などが同定されている。また、慢性精神病罹患の危険因子としては、統合失調症の家族歴、未成年からの使用開始、高 THC 濃度の大麻製品、大麻使用開始以前の精神障害罹患などが同定されている。しかし、これらはあくまでも海外のデータであって、日本には依然として独自のデータがない……。

そう思っているところに、2019 年初頭、筆者のもとに監麻課から、「大麻の健康被害の実態調査をしてほしい」との要請があった。直感的に大麻使用罪創設の医学的根拠を求めていると感じた。実際、そのやり方はかなり強引だった。監麻課は、調査をする条件として、大麻の有害性を主張し、警察庁の広告塔的な立場を担っている、ある精神科医と共同で実施することを要求した。そうであるならば、その精神科医に調査を委託すればよいところだが、惜しいことにその精神科医には研究を行う能力も調査を実施するノウハウもなく、筆者に頼らざるを得なかったようだった。

もちろん、最初は断ろうと考えた。しかし断れば、監麻課が別の研究者に要請して恣意的な調査をすることは目に見えていた。それならば杞憂になったとしても、自分がやった方がよいと思い直し、最終的に引き受けることにした。

それにしても、これほど窮屈な研究はかつて経験したことがなかった。監麻課は研究計画の立案過程に強引に介入し、調査項目に介入した。正直、学問の自由もなかった。それでも、なんとか調査を終了し、その成果はただちに英語論文にまとめ、「Neuropsychopharmacology Report」という雑誌に発表した（Matsumoto et al, 2020）。

5 薬物依存症専門病院9施設による 共同研究からわかったこと

この研究を簡単に紹介しておきたい。

わが国における代表的な薬物依存症専門病院9カ所をフィールドとし、調査対象期間の3カ月間に受診したすべての大麻関連障害患者71例を対象とした。そして、海外の研究で明らかにされている危険因子——長い使用期間、高い使用頻度、遺伝負因、未成年での大麻使用開始、他の精神作用物質の使用、他の精神障害の併存——を独立変数として、わが国における依存症および慢性精神病（残遺性・遅発性精神病性障害）罹患の危険因子を同定する、というものだ。

その結果、依存症罹患の危険因子については、「長い使用期間」と「高濃度THC含有大麻製品の使用」が同定された。これは、海外の先行研究とも一致し、常識的にも納得のいく結果だった。問題は慢性精神病罹患の危険因子だった。多変量解析から同定された危険因子は、「大麻使用開始前に精神障害が存在しないこと」と「高濃度THC含有製品の使用がないこと」であった。つまり、もともと精神障害がなく、THC濃度の低い製品を用いた人ほど慢性精神病を呈しやすい、という先行研究とはまったく一致しない結果であった。これは、海外では、大麻使用中止から1カ月以上経過しても慢性精神病はすべて統合失調症と診断がなされ、大麻使用による慢性精神病はすべからく統合失調症とされるのに対し、わが国では、大麻使用による慢性精神病が統合失調症と相互排除的な診断カテゴリーとなっているせいであろう。

いずれにしても、この研究には多くの限界があった。まず、国内初めての定量的な大麻精神障害の研究であり、そのサンプルサイズは過去に公表された症例報告論文の報告症例数の3倍近くに達して

いるが、それでも海外の研究と比べると、対象数があまりにも少な過ぎることである。ついで、あくまでも精神科治療中の患者を対象とした調査であり、対象71例の43％が他の精神障害を併存し、77％が大麻に併行して他の精神作用物質を使用していたことから、純粋に大麻使用だけの影響を明らかにしているとは到底いえない。その意味では、やはり地域住民における大麻使用経験者を対象とした調査を実施しなければ、純粋な大麻使用による健康被害は明らかにはできないといえた。

6 大麻使用罪創設で何が変わるのか

ところで、わが国において大麻使用罪が創設されたならば、いかなる事態が生じるであろうか？

容易に想像されるのは、大麻取締法による検挙者人員はさらに増加するということだ。覚せい剤に比べると、THCは尿中から検出可能期間が非常に長く、少なくとも30日間は尿中から検出されうる。海外への旅行中や留学中で使用した者が、帰国後に逮捕されるという事態は、火を見るより明らかだろう。しかも、少年法対象年齢の引き下げも相まって、わが国には前科のある若者が激増するはずだろう。

法廷も混乱するはずだ。検討会では、事務局より「麻栽培従事者が収穫作業時に『麻酔い』することはない」という実験結果が発表されていた。しかし、これだけの情報では、密室で自分以外のすべての人が大麻煙草を喫煙していた場合、副流煙の影響によって尿中からTHCが検出されないという保証はない。

さらにいえば、大麻使用によって依存症に罹患したり、様々な医学的および社会的な弊害を呈したりした若者の支援体制は未整備の

ままだ。たとえば、大学の学生相談室のカウンセラーや高校のスクールカウンセラーは、大麻使用で問題を抱えた若者が来談した際、守秘義務を優先して支援することができるのだろうか？ そのように対応したカウンセラーが、学校長や学長から注意や処罰を受ける危険性はないのか？ これに関する議論は一切なされていない。

　むしろ懸念されるのは、大麻に対する規制が厳しくなることで、危険な大麻製品を生み出してしまうことだ。たとえば、ジョイントとかガンジャといわれる乾燥大麻の葉を喫煙する際には独特の強い匂いが漂い、わかる人には簡単に大麻使用が露見してしまう。ところが、リキッドタイプの大麻製品を電子タバコのカートリッジに入れて吸う方式ならば、匂いがせず、大麻使用が露見しにくい。しかし、このような大麻リキッドには高濃度のTHCが含まれているばかりか、他にも様々な向精神作用を持つ成分が含有されており、かつての危険ドラッグのような中身になっている。実は、こうした「大麻の危険ドラッグ化」はすでに現実のものとなりつつある。

　使用罪が創設されれば、逮捕を機に薬物依存症専門外来を訪れる患者も増え、それは医療機関を経済的に潤すだろう。しかし、だからといって、嬉々としてそうした患者に再乱用防止プログラムを提供してよいのだろうか？ というのも、大麻使用によって生活機能に何らの障害をきたしていない人に対して医療を提供することは、個人の趣味・嗜好や信念に対して介入する人権侵害行為のようにも感じられるからだ。つまり、旧ソ連邦において、共産主義反対者に「反社会性パーソナリティ障害」という診断を下して閉鎖病棟に幽閉したような、一種の「精神医学の乱用」に当たらないだろうか？

　国家財政の問題もある。使用罪が創設されれば、逮捕や裁判といった一連の司法手続き、さらには刑の執行などに莫大な税金が費やされることとなろうが、このコロナ禍においてわが国の国家財政には

そのような余裕があるのだろうか？　大いに疑問だ。

7 なぜ米国は大麻を規制したのか

　すでに述べたように、わが国の大麻規制は、敗戦後に GHQ の指導によって押しつけられたものだが、それでは、当の米国がなぜ大麻を規制したのかは意外に知られていない。検討会でも、構成員の多くは、自明の公理のごとく、「THC はとにかく危険。だから大麻は有害」というテーゼを無批判に受け入れており、規制の歴史的経緯については不自然なほど話題にのぼらなかった。

　強調しておきたいのは、大麻規制に先立って、米国において大麻使用による健康被害や社会的弊害があったわけではない、ということだ。大麻規制の最大の理由は、13年間続いた禁酒法が廃止となったことで、連邦政府内の禁酒局という組織の命運と、約3万人いたとされるアルコール捜査官の雇用が危機に瀕したことにある (Hari, 2016)。この状況を打開するために、禁酒局副長官であったハリー・アンスリンガーが思いついたのは、「別の何か」を規制することであった。そして、白羽の矢が立ったのが大麻だった。結果的に、禁酒局は麻薬局へと看板をすげ替え、アンスリンガーは新たに創設された麻薬局の初代長官となり、アルコール捜査官の雇用も維持された。

　当時、白人中心主義の米国社会では、大麻を敵視することを許容する素地があった。大恐慌後の不況下では、メキシコやプエルトリコからの移民に対する敵対的意識や差別感情の高まっており、そうした移民たちが自身の出身地域の文化・風習として行っている大麻の喫煙は、白人社会の嫌悪の象徴であった。それから、黒人のジャズミュージシャンに群がる白人女性たちに危機感を覚えた白人男性

にとっても、ジャズミュージシャンたちが愛好する大麻は嫌悪感の象徴となった。これに加えて、大麻をライバル視するタバコ産業や、麻製品をライバル視する化繊工業といった、産業界の後押しも加われば、世論の操作はさほどむずかしくなかった。

アンスリンガーが、麻薬局初代長官を30年もの長きにわたって務め、米国の薬物行政をそれこそ好き放題に支配したことの弊害は大きかった。今日、すべての国における麻薬規制法の根拠となっている「麻薬に関する単一条約」(1961年)は、当初、アヘン類やコカインを麻薬として規制を呼びかける条約であった。ところが、彼は、いぶかしがる欧州の国々にお構いなく、その麻薬のカテゴリーに強引に大麻をねじ込んだのだった。

さらに、人々の洗脳にも余念がなかった。マリファナの怖さを非現実的なまでに誇張したプロパガンダ映画『リーファー・マッドネス』を製作し、「大麻は性欲を刺激し、人を発狂させる。女はみな淫乱になり、男は凶暴となる」といった調子の、実に荒唐無稽な内容で、国民に大麻に対する嫌悪感をすり込み、大麻使用者に対する敵意と憎悪を植えつけた。大麻使用者をゾンビやモンスターのような姿で描き、戦時下においてポンチ画のように、人々の恐怖と憎悪をかき立て、社会を分断し、人々を敵対させるための洗脳プロパガンダ——ジョージ・オーウェルのディストピア小説『1984』を彷彿させる——だ。

もっとも、わが国の薬物乱用防止の専門家や行政担当者は、こうした荒唐無稽な啓発を笑う資格がない。というのも、わが国では、依然としてこのアンスリンガー・スタイルの洗脳が行われているからだ。曰く、「覚醒剤やめますか、人間やめますか」や「ダメ。ゼッタイ。」といったキャッチコピーは、そうした憎悪賦活プロパガンダそのものだ。そして、生徒対象の薬物乱用防止教育に関する指導

要領には、「薬物を一回やったら破滅、決して元には戻らないことを強調せよ」「治療や回復、更生といったことは取り上げてはならない」と明記されており、これが、薬物依存症からの回復を目指す当事者を排除する気運を盛り上げた。今日、国内各地でしばしば起こっている、地域住民による「ダルク設立反対運動」などは、まさにそのような啓発が作り出したのだ。

8 おわりに

　ここまで述べてきたように、薬物施策に関して後進性が顕著な日本であるが、それでも多少明るい兆しがないわけではない。筆者らの調査では、2014〜2016年のあいだを境に、精神科で治療を受けている薬物依存症患者が急激に増加していることが明らかにされている。

　誤解しないでほしいが、このデータは、決してわが国の薬物問題が深刻化していることを意味しない。というのも、そうした薬物依存症患者の総数は増えながらも、最近1年以内に薬物使用を経験している患者の数はずっと横ばいだからだ。要するに、このデータは、薬物問題を抱える人の医療アクセスが高まっていること、そして、医療につながりながらそのなかで薬物使用をやめている人が増えていることを意味している。

　おそらくその背景には、それは、依存症治療拠点病院事業や依存症回復支援の啓発事業を開始し、薬物依存症に対する集団療法を新たに診療報酬算定項目として追加したことなど、国の施策上の変化があった（皮肉にも、麻薬課と同じ厚生労働省の別の部局、精神・障害保健課の施策である）。また社会の認識にも変化が生じつつある。著名人の薬物事件におけるメディアの人権侵害的な報道に対して異を唱える人

たちの声が、以前よりは確実に大きくなっている。

　筆者は、わが国が目指すべき方向は、「薬物を使うと厳しく断罪される社会」ではなく、「薬物で困った人がSOSを出しやすい社会」であると信じている。だから、検討会において自身がプレゼンテーションする機会を与えられた際、筆者は3つの要望を強調したのだった。それは、第1に、治療や相談の場における守秘義務優先の保障であり、第2に、「麻薬中毒者届出制度」という人権侵害的な監視制度の廃止もしくは見直しであり、最後に、当事者とその家族の援助希求を抑制し、薬物依存症者に対する差別意識と偏見を助長する、「ダメ。ゼッタイ。」啓発の廃止である。

　正直なところ筆者は、国が検討会を設けると決めた時点で、自分に勝算が皆無だということはわかっていた。というのも、そうした場合、すでに関係各所に根回しが済み、後押しする政治家も存在し、もはや堰き止めることのできない流れが存在するはずだからだ。それでも、前述の3つの要望が叶ったならば、それはそれで非常に有意義なことだと考えていた。その意味では、検討会の最終報告書に、「告発・通報の裁量可能（＝守秘義務優先可能）に関する周知」と「麻薬中毒者届出制度の廃止」が明記されたのは、重要な成果といえた。しかしその一方で、「ダメ。ゼッタイ。」啓発については、反対勢力の頑なな抵抗に遭い、今回もまたその息の根を止めるには至らなかった。

　この啓発のあり方については、薬物依存症の当事者・家族の「人権擁護」という観点から、改めて戦い方を考え直す必要がある。具体的には、現在、厚生労働省が対策に力を入れている3つの依存症──アルコール、薬物、ギャンブル──のなかで、薬物だけ「基本法」がないのだ。したがって、筆者は、薬物依存症対策基本法の成立に向けて、いまこそ当事者やその家族、専門家や支援者が連帯する時

期なのだと感じている。

....

【参考文献】

・厚生労働省（2021年）大麻等の薬物対策のあり方検討会 https：//www.mhlw.go
　.jp/stf/shingi/other-syokuhin_436610_00005.html（最終確認2021年10月20
　日）。

・Hari, J.：Chasing the Scream. Bloomsbury Publishing PLC, London, 2016.
　（ヨハン・ハリ著〔福井昌子訳〕『麻薬と人間 100年の物語』作品社、2021年）。

・Matsumoto T, Kawabata T, Okita K, et al.：Risk factors for the onset of de
　pendence and chronic psychosis due to cannabis use：Survey of patients
　with cannabis-related psychiatric disorders. Neuropsychopharmacol Rep.：
　1-10, 2020.

・松本俊彦、宇佐美貴士、船田大輔ほか（2021年）全国の精神科医療施設における
　薬物関連精神疾患の実態調査、令和2年度厚生労働行政推進調査事業費補助金医
　薬品・医療機器等レギュラトリーサイエンス政策研究事業「薬物乱用・依存状況
　の実態把握と薬物依存症者の社会復帰に向けた支援に関する研究（研究代表者：
　嶋根卓也）」総括・分担研究報告書、pp41-104。

・嶋根卓也、猪浦智史、邱冬梅ほか（2020年）薬物使用に関する全国住民調査（2019
　年）、令和元年度厚生労働行政推進調査事業費補助金医薬品・医療機器等レギュラ
　トリーサイエンス政策研究事業「薬物乱用・依存状況の実態把握と薬物依存症者
　の社会復帰に向けた支援に関する研究（研究代表者：嶋根卓也）」分担研究報告書、
　pp19-120。

第 **2** 部

世界の
大麻政策

薬物使用と非犯罪化[1]

第1章 アメリカ
再使用と回復支援

イーサン・ネーデルマン　米国政治学者・薬物政策改革運動家

Ethan A. Nadelmann　ニューヨーク生まれ。ハーバード大学で博士号を取得後、政治学者としてプリンストン大学で教鞭を執り（1987年〜1994年）、リンデスミスセンター（1994年〜2000年、ジョージ・ソロスからの資金的援助を受けて設立された薬物政策研究所）を創設後、「薬物政策連盟（Drug Policy Alliance：DPA）」を創設し、2000年から2017年まで代表を務めた。アメリカ月刊誌『ローリング・ストーン』では薬物政策改革運動の「先鋒」、「真の薬物政策の指導者」と紹介されている。TEDトーク「なぜ私たちは薬物との戦争を終わらせる必要があるのか」のレビュー者は200万を超えている。同動画は日本語を含めた28言語に訳されている。http://digitalcast.jp/v/22690/（2021年12月20日最終閲覧）。

【解題】アメリカの薬物政策
〜イーサン・ネーデルマンは、かく語った

●はじめに

　2020年1月25日、京都の龍谷大学深草キャンパス和顔館において、「動きはじめた世界の薬物政策」をテーマとして、龍谷大学 ATA-net 研究センター キック・オフ・シンポジウムが開催された[2]。基調講演者は、薬物政策問題の第一人者イーサン・ネーデルマン（Ethan A. Nadelmann）[3]、報告の題名は「薬物使用と非犯罪化—再使用と回復支援—」である。講演後、「いま、あなたに問う〜薬物使用は、犯罪か？〜」と題し、ネーデルマンとジョー横溝の対談が行われた。第2部は、「メディアスクラ

ムとソーシャル・インクルージョン～当事者の位相、支援者の位相、協働の位相～」をテーマに課題共有型"えんたく"が行われた。

●企画の趣旨

薬物を刑事法的に厳しく規制する厳罰主義は古いやり方である。薬物問題が深刻なアメリカでは、薬物事犯（単純所持・使用）を刑事手続きから外す"ダイバージョン"を利用している。また、ヨーロッパにおいては公衆衛生・福祉・経済の観点から"ハーム・リダクション"（有害性を縮減する）の理念にしたがって、薬物の使用や（少量の）所持を非犯罪化・非刑罰化する政策が進められている。日本は、未だに厳罰政策だが、変化の兆しも見られる。

わたしたちは、アメリカにおける"ハーム・リダクション"政策の旗手として、政策転換に重要な役割を果たしたイーサン・ネーデルマンを招聘し、政策転換のイメージを共有するため、今回のイベントを企画した。

ネーデルマンによれば、人は有史以前から、さまざまな物質を摂政して生活を営んできた。現代において酒とタバコは合法であるが、特定の薬物は違法とされる。彼は、「特定の薬物を違法とするこの100年の政策は、闇市場の薬物取引を流行らせた。さらには、闇で流通する違法薬物の中には粗悪な物が多く、使用者の健康被害を深刻化させている」と述べている。違法とされる大麻と合法とされる酒やタバコ（煙草）は、摂取者の扱いの仕方に決定的な違いがある。しかし、科学的な知見によれば、健康被害は、大麻よりも酒やタバコの方が深刻である[4]。ネー

デルマンは、一定の薬物については「管理しながら安全に使用できる状況」を作るべきだと主張する。

世界の動向を見れば、一定の薬物については、その危険性よりも、メリットに目が向けられはじめている。注目すべきは、難病の症状緩和のために医療目的で大麻が使用され始めているということである。大麻の効果的使用は、科学的なエビデンスに基づいている[5]。ところが、科学によって、医療的に有効であることが証明されても、文化的・宗教的理由によって、道徳的観点から大麻の使用を違法とし続けようとする人たちもいる。ネーデルマンは、「このような現状と世論は変えていくことができる」と断言した。

オランダでの薬物政策の転換は、「法で禁じても違法薬物使用者は減らない」という認識から始まった。「法違反者に対する刑罰的制裁」ではなく、「依存症者への福祉的・医療的支援」へと政策の重点は変遷した。この変遷は、オランダの経済と社会に好影響を与え、ヨーロッパでは"ハーム・リダクション"に注目が集まった。薬物依存者の抱えてる問題をどのように解決していくのか、その人の被っている害悪をどの程度和らげることができるのか、これが"ハーム・リダクション"の基本的構えである。

ネーデルマンは、「個人がより良い生活を送れるように寄り添う政策が必要だ。薬物政策は、科学、思いやり、健康、そして人権を重んじなければならない」と述べた。

以下は、当日の講演の要旨である。なお、脚注は、理解の便宜のために要約者が付した。

　　石塚　伸一（龍谷大学犯罪学研究センター／ ATA-net 研究センター）

1 はじめに

　龍谷大学の皆さんありがとうございます。お招きいただき光栄です。本日は、薬物にどのように対応していくべきかというお話しをします。この問題は、いま、アメリカにおいても盛んに議論されています。ただ、多くの人は、現実を無視し、知ろうとしません。日本でも、あまり注目されていないのではないかと思います。

　2年ほど前に、日本を訪れました。東京にしばらく滞在し、回復者の方々ともお話しをしました。依存症者の親御さんやお子さんたちともお話ししました。ジャーナリストや法務省の方々とも話しました。日本の薬物問題についての本も読みました。今回の来日の目的は、皆さんに何かをしなさい、というためではありません。わたしはアメリカ人です。おそらく、ここにいるほとんどの方は日本の方でしょう。異なった文化を持ち、異なった社会に住み、考え方も違います。しかし、サイエンス（科学）は普遍的です。客観的・歴史的事実です。誠実になれば、誰もが認めることができるはずのものです。一定水準に達した社会には「人権」という思想があります。これもまた普遍的です。これらを具現化したものが『世界人権宣言』[6]です。国連の薬物対策部局や各国政府も薬物問題に対応しています。

　わたしは、これまで、向精神薬[7]の意識への影響、社会が向精神薬をどのように理解しているのか、そして、法的取り扱いがどうなっているのかなどを研究してきました。

2 人類の歴史とドラッグ

(1) 向精神薬は普遍的なものである

まず第一に、長年の研究の結果、明らかになったことは、程度の差こそあれ、有史以来の人類の歴史の中で薬物の無かった時代はないということです。どんな人間の世界でも、さまざまな物質を発見し、発明し、使用して意識や精神に変化を与えてきたのです。

例えば、アルコールです。世界のどこに行っても先住民族の人たちが、たとえ科学的知識はなくても、特定の果物を食べたら、腐ったミルクを飲んだら、自分に何か変化が生ずることを発見しています。森でキノコを見つけ、「このキノコは美味しい。食べられるキノコだ」ということを発見しました。反対に、このキノコを食べたら死んでしまうことも発見しました。さらには、あるキノコを食べると「神が見える」ということも知っていました。アヘン（阿片）、モルヒネ、ヘロインなどの薬物は、陶酔用の物質として、何万年も前からあった物質です。大麻、カナビス、マリファナなど呼び名は変わっても、少なくとも1万年前の人類も使用していました。「葉っぱ（草木）」の中にも、何千年も麻酔物質として使われていたものがあることは、考古学や人類学のエビデンスがあります。

有史以来、アルコールはどこでも、タバコも南アメリカにありました。それが、16、17世紀に世界に広がって、一般の人たちにも使われるようになりました。わたしたちは、まず、この普遍的事実を認めましょう。向精神薬の使用は普遍的なもの（時代と地域を超えたもの）なのです。

(2) ドラッグには、善いドラッグと悪いドラッグがある？

第二は、薬物には差別があるということです。社会は、善いドラッ

クと、悪いドラックを区別します。しかし、この差別は「サイエンスベイスト (科学に基づく)」ではありません。さらに、この差別は「健康とも関係がない」のです。

　この差別は、ある時代、特定の文化の下で人気があったとか、偶々 (たまたま) その地域にその植物が自生していたとか、ヨーロッパのどの国がその地域を征服したか、などという偶然に依拠したものです。例えば、イスラム教では、飲酒は禁止されていますが、アヘンや大麻には寛大です。アメリカでは、100年前に「禁酒法 (Prohibition)」[8] の時代がありました。14年にわたって (1919〜1933年)、国を挙げて禁酒しようとしました。結果として、社会にとっては、強制による禁酒の方が、飲酒の許容よりも有害であることが明らかになり、禁酒法の時代は終焉しました。

　タバコはどうでしょう。17世紀には、喫煙は有害であるとして、一部の人たちが厳しく処罰されました。喫煙者の中には死刑になったり、嗅ぐだけで悪であるとして処罰された人もいました。

　アヘン、コカイン、マリファナなどは、19世紀の末までは世界的に「悪」ではありませんでした。その当時、アヘン使用は蔓延していました。しかし、使用のもたらす弊害は、あまり問題とはされていませんでした。処罰するほどの「悪」として扱われていませんでした。「法に違反しない」使用は可能でした。

　このように、現在、わたしたちが用いているような、違法と合法の絶対的区別は存在しませんでした。

(3) ドラッグは、どのように使用するかである

　第三に分かったことは、どのドラッグも、安全に使うことができるということです。反対に、どのドラッグも、使い方次第では危険だということです。

例えば、アルコールです。節度ある飲酒は問題がありません。時に飲酒は健康に良いと言われます。しかし、過度の飲酒でアルコール依存症になる人もいます。飲酒が原因で暴力を振るい、子どもを虐待する人がいます。また、飲酒運転で事故を起こす人もいます。

　マリファナはどうでしょう。日本では「悪の薬物」と言われてるようです。大麻所持で逮捕されると刑罰を科され、2回逮捕されると刑務所に収容されるそうですね。それが有名人だと、酷い恥ずかし目を受け、仕事を失うと聞きました。大麻使用は、重罪を犯した不道徳な人のような扱いを受けています。しかし、マリファナは、自己の責任で、節度をもって使用することの可能な物質です。

　危険とされるメタンフェタミン（覚せい剤）、ヘロイン（麻薬）、コカイン、LSD なども、マジック・マシュルームやマリファナも、タバコやアルコールも、みな同じです。問題は「どのように使用するか」です。

(4) 薬物使用の非合法化にまつわる2つの現象

　さらに、第四に分かったことは、「何かを違法にすると2つの現象が生じる」ということです。まず、使用者が減ります。違法とされるわけですから、法を犯したくない、禁制品に手を出したくないと思う人は、使用を止めるでしょう。多くの人は、ルール（規範）を守りたいと思っているので、禁止薬物の使用者は少なくなります。しかし、すでに使っている人にとっては、薬物使用の危険度が上がることを意味します。ヘロイン、コカイン、その他の禁止薬物を闇市場で買うことになります。闇のドラッグは純度が分かりません。強さも分かりません。密売人たちが何を混ぜているかも分かりません（有害物質をつかまされるリスクもあります）。もう一つの恐怖は、逮捕されると自由がなくなることです（逮捕されて自由を奪われるリスクで

す)。さらには闇のドラッグに手を出すということは、犯罪者と取引をすることを意味するので、犯罪者に傷つけられるおそれもあります(闇取引で傷つけられるリスクです)。

　想像しみてください。ワインやビール、酒、ウイスキーなどを飲むとき、そのアルコール度数が10%なのか、90%なのか分からないとしたら。ウッド・アルコール(メタノール)なのか、エタノールなのか、種類の分からない、どんな混ぜ物をしているのかも分からない。あなたがそのような状況に置かれたらどうでしょう。

　頭が痛いのでアスピリン剤を飲んだとして、薬効成分が200mgなのか、20mgなのか分からないのです。当然のことですが、そんな市販薬を使う人は少ないでしょう。そうなれば、多くの人が病んで、死んでいくことでしょう。

　この4つの事柄は、わたしたちが向精神物質について知っている、間違いのない事実です。

3 薬物規制とサイエンス

(1) 世界の常識「マリファナ(大麻)にはさまざまなメリットがある」

　アメリカでは、多くの人たちが規制ドラッグの中には、リスキー(危険)ではない、あるいは、ニュートラル(毒にも薬にもならない)のではなく、時にメリットがある(利益をもたらす)という事実に目を向け始めています。例えば、マリファナ(大麻)、カナビスとも言いますが、世界中のあちらこちらで、医療用として合法化されています。私の所属する「薬物政策連盟」は、アメリカにおいて法改正に大きな力を発揮しました。そして、世界中の人達と連携し、世界中の法律を改正しようと努めてきました。

Google で医療用大麻を検索すると「グリーンゾーン・ジャパン」のサイトが見つかると思います[9]。そこでは、大麻には極めて重要な医療的・医学的価値があることが明らかにされています。例えば、HIV に感染し、エイズを発症して食欲不振になっている人とって、大麻は食欲増進効果があります。抗癌剤の副作用で吐き気の続いている人にとって、大麻は吐き気を止める効果があります。多発性硬化症 (MS) で筋肉が萎えていくような病気にも、大麻は症状の改善に効果があります。癲癇 (てんかん) の発作を止めることもできます。鎮痛剤や精神安定剤としても効くことが分かっています。ある種の疼痛 (とうつう) にも痛み止め効果があります。オピオイド (麻薬) 系の鎮痛剤を使用し、依存状態にある人についても、大麻を用いることでオピオイドの摂取量を減らすことができます。大麻は、ある種の癌を小さくすることができるという報告もあります。医学専門雑誌『ランセット (The Lancet)』[10]には大麻は「21世紀のアスピリン〜副作用の少ない、素晴らしい治療薬〜」になるであろう、という記事が載っていました。

　かつてわたしたちがマリファナの合法化運動を始めた頃、多くの人たちが医師の処方する医療用大麻の効果などいい加減なものだと言っていました。しかし、科学的エビデンスは、わたしたちに味方しました。いまや、医療用大麻は圧倒的支持を集めています。この傾向は、アメリカやカナダなど北米だけでなく、メキシコなど中南米、そしてヨーロッパやアフリカ、アジアではタイやマレーシア、薬物事犯に極めて厳しく、何千人もの人を処刑したあのドゥテルテ大統領のフィリピンでさえ医療用大麻を許容しています。

　ところが、わたしには到底理解できないことですが、何故か、日本では医療用大麻の効用を語ることは許されない。日本の知人はわたしに「その話はするな」と言いました。何故でしょう。日本のよ

うな自由な国において、政府から独立しているはずのテレビや新聞が「マリファナの多様なメリット」には口を閉ざしているのです。

(2) 人びとを幸福にできる「科学的事実を埋もれさせてはいけない」

　現在、多くの精神活性物質、すなわち、向精神薬、LSD、マジック・マッシュルーム（メスカリンというサボテンから取れる物質）などが禁止されています。1960年代にハーバード大学のT・F・リアリー（Timothy Francis Leary：1920-1996）[11]たちが「サイケデリックで世界を変革しよう」という運動を始めました。1950年代から1960年代にかけてアメリカやヨーロッパで「サイケデリック（psychedelic）」[12]な幻覚剤の研究が盛んに行われ、精神活性物質のメリットが声高に叫ばれましたが、その後、これらの研究成果は忘れられていました。しかし、近年、科学者や擁護者たちがこれを掘り起こし、膨大な調査研究によってつぎのような事実が明らかになりました。すなわち、LSD、メスカリン、マジック・マッシュルーム、MDMA（エクスタシー）などは、最高水準の科学者による十分に統制された実験によって、強力な効果があることが明らかになりました。例えば、これらの幻覚剤は、うつ病、不安症候群、PTSD（心的外傷後ストレス症候群）などの治療に有効です。死の恐怖に怯えている患者さんたちや激しい痛みに苦しんでいる人たちにも効果です。これらの幻覚剤が医師の監督の下に使用できれば、現在の一般に使われている処方薬、例えば、不安薬、鎮痛剤、依存症などの治療薬に取って代わる可能性があると言われています。

　日本のメディアは、このことについて報じているでしょうか。アメリカでは、多くの人に広がりつつあります。これはサイエンスの問題です。個人の意見ではありません。「LSDやってハイになろう」「幻覚を見て飛ぼう」と言っていた時代とは違います。わたしは、

ある国、ある社会が、サイエンスを信じ、市民生活を改善したいと願っているのであれば、苦しんでいる市民の生活を改善しようという気持ちがあるのであれば、人びとは、道徳的にも、そして科学的にも、事実を知る義務があると思います。人びとを幸福にすることのできる「科学的事実を埋もれさせてはいけない」のです。

(3) 日本人の因襲
～アルコールやタバコはよくて、マリファナはいけない～

ここで皆さんに問いたいと思います。日本ではアルコールやタバコ (煙草) は合法です。しかし、これらは、わたしたちがすでに知っているように「悪魔」のような有害物質です。賢人会議のメンバーや一流の科学者で構成される独立性の高い委員会が、麻酔薬物やタバコを評価すれば、「アルコールとタバコ、特に紙巻き煙草の危険性は極めて高く、死に至るリスクも高い。現在、人間が摂取している物質の中でアルコールとタバコが最も危険であり、依存性も高い。とりわけ、タバコほど依存性の高いものは他にはない」という結論に達するでしょう。研究者が、ヘロイン依存症者に「一番止め難い物質は何ですか」と聞くと、彼は「タバコ」と答えるでしょう。タバコの依存性・中毒性は最悪です。致死性も高い。タバコに匹敵するものはありません。アルコールはどうでしょう。アルコールを摂取すると暴力的になる。運転して自動車事故を起こす。性犯罪をおかす。アルコールと他の麻酔薬物を比べると、アルコールが圧倒的に危険です。コカインでも、マリファナでも、アンフェタミンでも、アルコールには敵いません。10年程前、アメリカの薬物取締執行局 (Drug Enforcement Administration) の取締専門官と科学者と議論をしたことがあります。結論として、マリファナは、おそらく最も危険性の少ない向精神薬です。これは、人類の歴史から明らかになった

ことです。

　日本では、この2つの極めて危険な物質が合法的に使われている。皆さんは、タバコを吸っておられますか。アルコールを飲んでいらっしゃいますか。中にはアルコール依存症の方もいらっしゃるのではないでしょうか。ところが、マリファナを吸って「ナイス（いい気持ち）」になったり、楽しくなったりすることは道徳的に許されない。地下鉄の中で、突然、女性を殴りつけたのと同じぐらい酷いことだというのでしょうか。このように考えているのは日本の人たちだけではないでしょう。どこの国にも同じような傾向はあります。日本は、この因襲から抜け出すことのできていない極端な例だと思います。

（4）薬物規制法と健康とサイエンス

　薬物規制法は、健康や科学とは無関係に独自の道を歩んできたように思います。薬物法は「宗教の戒律」と似ています。ヒンドゥー教では「牛を食べてはいけない」、イスラム教やユダヤ教では「豚を食べてはいけない」。おそらく、これらの戒律には、それぞれきちんとした理由があったのだと思いますが、今では、それがどこから始まったかは分からなくなっています。しかし、宗教の戒律とマリファナ、アルコール、コカイン、マッシュルームなどの薬物規制とは大きな違いがあります。「牛を食べてはいけない」「豚を食べてはいけない」などという食物に関する戒律は、文化的、宗教的に似ているところがあります。牛を食べているヒンドゥー教徒を見ると、「酷い」「許せない」と感じます。豚肉を食べているイスラーム教徒を見ると、「汚い」「嫌だ」と思います。その感情には似たところがあります。ところが、薬物規制法はこれとは違い、刑罰で報いるのです。

4 いま、世界はどうなっているか

(1) 薬物政策に「次善の策」はないのか

　世界はどうなっているでしょう。知っていただきたいのは、世界の薬物対策の現状です。大切なことは、ある状況に陥り、「もう、変えようがない」と思えるようなとき、「変わらない」のならば、「次善の策」を選ぶことによって、「より酷くない」状況に変えることはできるはずです。世界の薬物政策は、より酷くない状況、より良い方向に変えようと動き始めているのです。

(2) 刑罰の厳正・寛容と薬物使用は関係がない

　1980年代にわたしが薬物政策を研究し始めたころ、アメリカは「薬物戦争 (War on Drugs)」の時代でした。世界人口の5％のアメリカが世界の刑務所人口の20％を占めるようになっていました。何万人もの人が薬物規制法違反で、監獄の中に押し込められていました。その時期にはエイズで何百万人もが亡くなっていました。誰も助けることができませんでした。

　ヨーロッパも同じような状況にありました。ところが、オランダは、カナビス (大麻) に対して寛容な対応を始め、一定の範囲で非犯罪化を実施したのです。「コーヒーショップ」と呼ばれる特定の店舗で、マリファナを販売し始めたのです。この新しい大麻政策によって、これまでにはないような成功を収めました。厳罰政策の厳しい処罰以上の良い成果を収めたのです。オランダでは自己使用目的のマリファナ所持には拘禁刑を科しません。それでも、使用率は下がりました。他の国は厳罰化を進めました。逮捕率は上がりましたが、使用率は下がりませんでした。いろいろな国を調査して分かったことですが、厳罰性や寛容性と薬物使用には相関関係がありません。

タフな厳罰政策によって薬物使用が増えることもあれば、緩やかな寛容政策でも薬物使用が増えることがあります。寛容になったからといって、それだけでは薬物使用は減らないこともあるのです。このように、刑罰の厳正・寛容と物質の使用の間には関連がないということが分かりました。

(3) ハーム・リダクション（有害性の縮減）政策

　ヨーロッパの多くの国では、1980年代に薬物犯罪や薬物使用者が「街路 (street)」で問題を起こしました。売人 (dealer) の密売が蔓延し、薬中 (junkie) が街のあちらこちらに出没するようになりました。使用者たちは、使用済みの注射針を回し使いするので HIV の感染が広がり、社会問題化しました。このような状況の中でハーム・リダクションが出てきたのです。ヨーロッパの人たちはトライしました。米国も、現在、トライを始めています。

　それまでは、厳罰と拘禁を懲罰のシンボルとして使っていました。薬物使用者に「恥辱（はずかしめ）」を感じさせようとしました。この拘禁政策には莫大なお金がかかりました。スイスは保守的な国ですが、「クリーン・ニードル（清潔な注射針）」の無料提供によってエイズの拡大を抑えました。「メサドン（代替薬物）治療」を導入しました。さらに、「医療用ヘロイン（麻薬）」を臨床で使えるように合法化しました。不法で汚い、信頼できない密売ヘロインを使って、「オーバードーズ（過剰使用）」になり、感染症に罹患したのでは元も子もありません。ヘロインを合法化すれば、薬局で良質の薬品を入手することができます。薬品会社は、決してヘロインの使用を勧めているわけではありません。ヘロインを毎日使っていれば依存性が生じます。医師による処方であっても、定量を常用すれば、止めることは極めて困難です。しかし、毎日、仕事に行くことは可能です。思考もはっ

きりしていて、自動車の運転もできる。出産や育児もできるし、家族関係も維持できる。全くヘロイン使ってない人たちと同じ「普通の生活」を送ることも可能です。

(4) 医療用大麻の合法化

　このようなことを皆さんは、ご存知なかったのではないでしょうか。信じられないかもしれません。世界的に有名な科学専門誌『サイエンス (Science)』[13]を読んでみてください。英国の医療用ヘロインの病理と臨床についての報告があります。スイスでの実証実験は、ドイツ、デンマーク、オランダ、カナダなどへ広がっていきました。

　30年前にはアメリカでも国民の20％から25％がマリファナの非犯罪化・合法化を支持しました。しかし、現実は動きませんでした。現在、65％の国民が大麻の合法化を支持しています。医療用大麻については、全米50州中、30州で合法化されています。21歳以上については、すでに12州において一定の規制の下で合法化されています。注意すべきは、合法化されてはいますが、きちんした規制もなされているということです。アルコールやタバコと同じように扱われているわけです。カナダは、国レベルで合法化に向かっています。ウルグアイは、6年前に世界最初の合法化を実現しました。ヨーロッパも同じ方向に進んでいます。

　マリファナの医学的価値に対する関心の高まりは、製薬会社や脳科学者の興味も引いています。30年前、わたしが「いつの日か、アメリカでそして世界中で大麻が合法化されるだろう」と言ったとき、多くの人が「何を言っているのか」という顔でわたしを見ました。いまでは、国連機関や世界保健機構 (WHO) も受容の方向に動いています。薬物の使用と所持の非犯罪化や非刑罰化は、公衆衛生の観点からもまた、司法の観点からも、そして人権の観点からも、

最も良い政策だと考えられています。

（5）ポルトガルの決断～ハーム・リダクション政策～

　ポルトガルは、1990年代には麻薬問題が大変な社会問題になっていました。ところが、2000年に入り、政府は政策を非刑罰化の方向へと転換しました。大麻の所持を合法化したのではありません。一定のペナルティーは維持したまま、問題へのアプローチを転換しました。誰かが薬物を所持している、あるいは、薬物を使用しているというだけで、拘禁施設に収容することを止めたのです。

　例えば、警察官が、マリファナ、ヘロイン、コカインなどを所持している人を逮捕したとします。彼や彼女が、それだけで刑務所に連れて行かれることはありません。「コミッション (Commission)」と呼ばれる特別の委員会に連行され、ソーシャルワーカーや司法関係者がインタビュー (事情聴取) をします。具体的に「なぜ、ドラッグを使ったのか」を質問します。「使ってはいけないことは分かっていますよね」「何が問題なのですか」などを聞きます。娯楽のために使用した場合は、政府がその人の回復に手助けとなることがあるか否か、あるとすれば、どのような支援をすれば良いのかを判定し、「二度と捕まるようなことはしないように」と訓戒して釈放します。

　しかし、その人が薬物問題を抱えているときには、さらに質問をします。質問は薬物使用についてだけではありません。「家族の状況はどうか」「誰と暮らしているのか」「身体のどこかに痛みはないか」「住むところはあるか」「仕事はあるか」「心に病いを抱えていないか」など質問を重ねます。読み書きの水準も調べます。その人を無理やり、刑事施設に入れたりはしません。薬物治療に施設に押し込んだりもしません。たしかに、麻薬依存者の中には、薬物治療プログラムの強制によって回復する人もいます。回復した人は感謝す

るでしょう。しかし、多くの人には、強制は上手くいかない。なぜなら、その人たちは依存症だからです。反抗的な性格に問題があるのかも知れません。精神病で苦しんでいるのかもしれません。「プログラムをやらないなら刑務所行きだ」などと脅さなくても、治療が上手くいけば、「それで良い」のです。アメリカのドラッグ・コートのように、刑事司法システムからダイバート（解放）するけれど、「失敗したら、刑務所行きだ」と言って脅したりはしないのです。

(6) ハーム・リダクションにおける心理的説得の大切さ

　ここでの取り組みの核心は、心理的説得です。例えば、「ちょっと腕見せてもらえる。腕に潰瘍ができてるね。これ医者に見てもらおうか。近くのクリニックに電話するね」などと言って医師に電話します。「依存症のことはいいから、とりあえず、腕を診てもらいなさい」。そして、クリニックの医師には、「これから行く患者さんにはいろいろと問題があるので、健康診断してください。ついでに、ドラックについても聞いてみてください」とお願いします。この人がクリニックに行かず、路上生活に戻ってしまったとします。おそらく、また、薬物で逮捕されるでしょう。逮捕、釈放、逮捕、釈放……。同じことを繰り返すわけですが、これは説得の過程です。大切なのは、何があろうと、絶対に、使用や所持だけでは、人を刑務所に入れないと言うことです。刑務所への収容は、その人にとっても、家族にとっても、地域社会にとっても、さらには、納税者にとっても良いことはありません、健康の問題として取り扱うのが正しいと考えています。

　ポルトガルではこのアプローチを約20年間続けています。いくつかの評価研究によれば、依存症とそれに関連するオーバードーズ（病的過剰使用）の数、犯罪検挙率など、すべて指標で良好な結果を得

ています。ポルトガルは、10年前に大きな財政危機を経験しましたが、この大成功を収めた政策は揺らぐことなく、やり通しました。そして、世界中の数十の国の政府がこの政策に注目しています。このように、ハーム・リダクションは、健康の視点からも、道徳の視点からも、正しいやり方だと言えます。

(7) もしも、喫煙を犯罪化したら?

　想像力を働かせてみてください。世論の流れはそうですが、タバコを吸う人が急速に減っています。喫煙率の低下にともなって、喫煙者は社会的マイノリティー（少数派）になっています。この世論の追い風の中で、喫煙を違法行為にしたとしましょう。その地域では、どのようなことが起こるでしょう。

　まず第1に、喫煙者が減るでしょう。その原因は、闇煙草の値段が上がり、あるいは、入手が困難になるからです。喫煙者の多くは、違法な行為はしたくないので、タバコを止めるでしょう。それでは、喫煙は完全に消えて無くなるでしょうか。そうはならないと思います。依存性の度合いの高い人、タバコがとてもが好きな人は結構多いと思います。タバコを吸うことで、それぞれ何かしらのメリットを得ています。では、どうやってタバコを入手するでしょうか。販売が違法になれば、闇市場で入手することになります。タバコを違法に栽培する人たちは、現在の大麻やアヘンのような違法薬物を栽培している人たちです。暴力団、ヤクザ、ギャングなどの犯罪組織は、これを大きなビジネスチャンスと見るでしょう。警察組織も、予算を拡大する大きなチャンスと見るでしょう。そして、多くのモラル（道徳）起業家や運動家たちが反対運動を起こすでしょう。これまで、たばこ問題は、健康の問題と見られてきました。しかし、これからは、モラリストや警察がたばこに目を向けるでしょう。いま、

世論が大麻に向けているような差別と偏見の目をタバコにも向けることになります。そして、刑務所は、タバコによって検挙された人たちで溢れかえるでしょう。若者や労働者は、学校や職場でニコチン検査を受けなければならなくなるでしょう。

(8) 警察や司法の力を借りないタバコ・アプローチ

このような状態は、理にかなっているでしょうか。みなさんは、たばこを吸っている人をご存知でしょう。あるいは、かつて吸っていたが、今は止めている人もいるかもしれません。一度止めた人は、その後、一生や止めることができるのでしょうか。禁煙したけれど、再び吸い始め、また止めて、またやって、ようやく本当の禁煙家になるわけです。一生涯禁煙できるかどうかは、死ぬまで分かりません。前述のように、タバコは、人類の歴史の中で、一番依存性が高い物質として知られています。しかし、日本でも、また他の国々でも、喫煙率は50パーセント以下にさがっています。タバコのように中毒性の強い物質が警察力を借りなくても、刑事司法を使わなくても、犯罪化しなくても、喫煙者に差別的レッテルを貼らなくても、喫煙率を下げることができるのです。わたしたちが、現在、タバコで使っているアプローチは、一定の成果を収めています。中毒や依存を減少させるアプローチは、他の物質にも使えるのではないでしょうか。

(9) 健康リスクの低減方法

タバコの主成分はニコチンです。喫煙者は、ニコチンが欲しいのです。ニコチンは、喫煙者を良い気持ちにします。そして、このメカニズムが中毒や依存症を惹き起こすのです。しかし、ニコチンは健康に良くありません。ニコチンを喫煙以外の方法で摂取すること

で長生きすることもできます。たしかに、ニコチンは心臓にリスクがありますが、悪いとは言えません。悪いのは「吸う」という摂取方法です。吸引は、同時にタールも摂取することになります。日本でもそのようですが、電子タバコが普及しています。「加熱しても、燃やさない」ことで吸引以外の摂取方法が推奨されています。電子タバコでニコチンを吸引しても、タールをあまり摂取しないので、健康へのリスクは少ないと言われています。安全性は100%ではないけれど、危険性は少ない。これが、ハーム・リダクションの考え方です。

どんなポリシー（政策）、どんなイノベーション（改革）も、マイナス効果を減少させ、健康リスクを低減し、道徳的有害性（ハーム）を減らすことができます。ハーム・リダクションの考え方は、自転車のヘルメット、自動車のシートベルト、飲酒者の運転禁止、高齢者の運転制限などで、すでに現実に行われています。これらは、自動車運転におけるハーム・リダクションです。電子タバコやクリーン・ニードル配布も、同じ考え方の実践です。

5 おわりに ～サイエンスと思いやりを重んじた薬物政策～

わたしの友人に優秀なサイコセラピスト（心理療法士）兼ソーシャルワーカー（社会福祉士）のパット・デニーという人がいます。彼女は、一人のメタンフェタミン（覚せい剤）の依存症者を担当していました。わたしは彼女に「薬物を使用している人、まともに生活できない人にどう対応するのですか」と聞きました。彼女は「そういう人たち、例えば、覚せい剤依存症者と会うときは、覚せい剤を使っているときにセラピー（治療）に来てね。その方が効果があるからと言っているのよ」と答えてくれました。「覚せい剤を使っていないときに治

療にやってきたり、再使用して中毒症状を起こしているときに治療に来れば、何を言っても、彼らは聞かない。外へ出たら、またやりたいと思うわけ。でも、覚せい剤を使って、落ち着いているときに治療に来れば、わたしの話を聞いてくれる。不安も収まっているから、とても理性的に話し合いができるのよ」。これもまたハーム・リダクションです。依存症者の「いま現在」を知ることができます。セラピー（治療）でも、カウンセリング（相談）でも、刑事司法でも、援助は、薬物依存症者が困っているときに提供すべきです。

　折角、やってきた依存症者に「薬物使っているか」などと聞いてはいけません。「どうしたら止めることができる」などと言ってもいけません。最初の質問は「教えて。あなたは人生の中で何が欲しいの。日々の生活でドラッグを使わないことを夢見たことがありますか」「ドラッグは使っているけれど、支配されているわけではないでしょ。学校に戻りたい気持ちがあるの。仕事に戻りたいという希望はないの」「子どもを育てる権利を取り戻したいとは思わない」「あなたは人生で何がしたいの」「どんな人生を過ごしたいの」などと語りかけます。

　このような、「生きる上で、ドラッグがどのような役割を果たしているか」「どのように人生をヘルプして（支えて）いるのか」「どのような害を与えているのか」という質問、それ自体がひとつの治療です。薬物を使用している人たちを人間として扱う。人間として認めるわけです。あなたが愛している人や子どもたちと同じように、問題を起こした人、中毒症状にある人があなたのところに来たときにこのような仕方で接する。刑罰を与えたり、困らせたり、ラベルを貼ったり、追い払ったり、辱めたりするのでなく、彼や彼女が回復し、自分のアイデンティティを取り戻し、そして、心の中の本当の自分を探すことのできるように支えるのです。そして、当事者が、

人間としての尊厳を取り戻すことができるように対応する。これが
ハーム・リダクションです。

　このような考え方は、日本でも、米国でも共通だと思います。世
界のどこでも共通です。みなさん、どうぞ動いてください。薬物政
策をサイエンス（科学）と思いやり、伝統と人権を重んじた政策にし
ていきましょう。

（要約：石塚伸一）

. . . .

1　講演については下記参照。URL：https://youtu.be/JcE-KdA10wo　（2021年
12月20日最終閲覧）

2　当日の参加者は230名を超え、ニコニコ動画の生配信の聴取者は1万を超えた。
シンポジウムについては、第1部は https://www.ryukoku.ac.jp/nc/event/ent
ry-4692.html、　第2部　は https://www.ryukoku.ac.jp/nc/news/entry-5036.
html にその紹介と記録がある。

3　ジョー横溝は、ライターであり、ラジオのDJ・MC。2017年まで『ローリン
グストーン日本版』シニアライターを務めた。2019年まで『DAYS JAPAN』編
集長を務めた。音楽はもとより、ファッション、カルチャー、社会問題に関す
るインタビュー・取材・執筆によって、新聞、雑誌、WEBメディアに記事を
連載している。ラジオDJとしては InterFM897『THE DAVE FROMM
SHOW』『LOVE ON MUSIC』などにレギュラー出演している。MCとしては
ニコニコ動画でレギュラー番組『ジョー横溝チャンネル』『深堀TV』を持つほか、
『中津川 THE SOLAR BUDOKAN』をはじめとするロックフェス、音楽イベン
トや討論番組のMCも担当している。著書に『FREE TOKYO～フリー（無料）
で楽しむ東京ガイド100』『ボブ・ディラン語録─静寂なる魂の言葉』『永遠の言
葉 LUNA SEA』などがある。

4　The Global Commission on Drug Policy（GCDP）が公開しているレポート
として、"CLASSIFICATION OF PSYCHOACTIVE SUBSTANCES：WHEN
SCIENCE WAS LEFT BEHIND"
http://www.globalcommissionondrugs.org/reports/classification-
psychoactive-substances（2021年12月20日最終閲覧）
「アルコールやたばこ、大麻より有害」と指摘した国際NGOリポートについて
は、下記を参照。https://globe.asahi.com/article/12708952（The Asahi Sim
bun GLOBE）（2021年12月20日最終閲覧）

5　ネーデルマンは、医療大麻に関する科学的エビデンスに基づいた正しい知識を
日本で紹介しているサイトとして「GREEN ZONE JAPAN」に言及した。
http://www.greenzonejapan.com/about/（2021年12月20日最終閲覧）

6 『世界人権宣言 (Universal Declaration of Human Rights : UDHR)』は、1948年12月10日、第3回国連総会で採択された、すべての人民とすべての国が達成すべき基本的人権についての宣言である。詳しくは、下記の法務省のサイトを参照。https://www.moj.go.jp/JINKEN/jinken04_00172.html （2021年12月20日最終閲覧）

7 向精神薬 (psychoactive drug ; psychotropic) とは中枢神経系に作用し、生物の精神活動に何らかの影響を与える薬物の総称。精神科医療で治療に用いられる薬物においては脳に作用の研究が行われている薬物を指す。薬物の乱用と使用の有害性が指摘されるタバコやアルコール、麻薬のような規制薬物もこれに含まれる。近年では医療用と娯楽用を区別する論者もいる。

8 1917年2月、米国全土での禁酒を宣言する憲法修正決議が合衆国議会に提出され両院を通過した。1919年1月にはこの修正決議が48州中36州の賛成で批准され、同年10月28日、『国家禁酒法 (National Prohibition Act)』、いわゆる「ボルステッド法 (Volstead Act)」によって「酔いをもたらす飲料」が定義され、0.5%以上アルコールを含有しているものが法規制の対象となった。1920年1月には修正第18条が施行され、禁酒法時代が始まった。1932年の大統領選挙では禁酒法が争点となり、廃止を公約したフランクリン・ルーズベルトが勝利した。1933年4月、いわゆる「カレン＝ハリソン修正案」が施行され、同年12月修正21条によって修正18条も廃止され、ボルステッド法は違憲となった。今日でも酒の販売を制限・禁止する「ドライ」の郡や町が多数残っている。この一連の騒動は、第一次大戦によるドイツへの嫌悪感が、ドイツとビールを結びつけ、飲酒イコール「悪」という観念が広まっていったと言われる。

9 「世界の大麻合法化マップ」についてはGREEN ZONE JAPANのサイトを参照。https://www.greenzonejapan.com/2018/09/29/（2021年12月20日最終閲覧）

10 同誌は、1823年にT・ウエイクリー (Thomas Wakley) によって創刊された独立系国際総合医学雑誌。週刊誌として創刊 (1823年10月5日) されて以来、医学が社会に貢献し、社会を変革し、人びとの生活に肯定的影響を与えることを目的として、科学を広く普及させることにも努めている。また、健康増進と人類の進歩のために科学的知識を応用することにも寄与している。週刊誌とオンライン・コンテンツでは世界中の優秀な科学者による最高の科学を掲載し、グローバルワイドで、健康増進に影響を与えている。https://www.thelancet.com/ （2021年12月20日最終閲覧）

11 アメリカの心理学者。集団療法の研究で評価され、ハーバード大学教授となったが、LSD（リゼルグ酸ジエチルアミド）などの幻覚剤にによる人格変容の研究によって大学を追われ、マリファナ所持で刑務所に収容された。

12 「サイコロジー（心理学）」と「デリシャス（おいしい）」を組み合わせた造語に由来する。

13 同誌は、1880創刊の学術雑誌。世界で最も権威のある学術専門誌のひとつとされている。査読を通過した学術論文と研究成果のレビューが主たる内容の週刊で、オンライン版の読者は100万人を超えている。

第 **2** 章
ポルトガル

日本の大麻問題とポルトガルの実践

What can we learn from Portugal[1]

丸山泰弘　立正大学法学部教授

まるやま・やすひろ　1980年、京都府生まれ。2010年、龍谷大学大学院博士後期課程修了（博士〔法学〕）。龍谷大学矯正・保護総合センター博士研究員などを経て、2011年より、立正大学法学部に奉職。University of London, Birkbeck（Institute for Criminal Policy Research）客員研究員（2017年）。University of California, Berkeley, School of Law（Center for the Study of Law & Society）客員研究員（2018年-2020年）。主な著作として、「薬物使用者に対する刑の一部の執行猶予制度──刑の個別化と一部猶予」立正法学6巻1=2合併号（2013年）、『刑事司法における薬物依存回復プログラムの意義──「回復」をめぐる権利と義務』（日本評論社、2015年、守屋研究奨励賞［2016年］）、『刑事司法と福祉をつなぐ──罪を犯した人への福祉的支援を考える』（編著、成文堂、2015年）、"Penal Reform for Drug Offenses in Japan", Rissho University, "The Rissho International Journal of Academic Research in Culture and Society, vol 2：The Academic Canon of Arts and Humanities, and Sciences", 2019. などがある。

1 はじめに

　国連麻薬委員会（Commission on Narcotic Drugs：CND）は、大麻および大麻関連物質について WHO 勧告に対する投票を2020年12月に実施した。この CND において投票権を有する国は53ヵ国あり、すでにそのうち16ヵ国は医療目的での大麻使用を合法化していた。

　この投票の前提として、大麻草を規制する国際的な条約がいくつかある。その代表的なものは1961年の麻薬に関する単一条約、1971年の向精神薬に関する条約、そして1988年の麻薬及び向精神

薬の不正取引の防止に関する国際連合条約である。これらの条約では WHO 依存性薬物専門家委員会が定めたスケジュール（附表）リストにおいて大麻は最も危険性の高いレベルⅣとして規定されていた。そして、先の12月の投票では、大麻および大麻樹脂を1961年の麻薬に関する単一化条約の附表Ⅳから削除することが賛成27、反対25、棄権1で出され、承認された[2]。これが削除されたことを受けて、世界的にも医療目的での研究と治療が進むことが期待されることとなった。ちなみに、日本は反対票を投じている。

　上記のような背景があることも要因の1つとなり、医療目的の利用とその他の整備のために日本においても2021年1月から大麻等の薬物対策のあり方検討委員会（以下、検討委員会）が開催された。その委員会の開催趣旨には「我が国における薬物行政については、戦後制定された薬物4法を基本として、取締りをはじめとした各種施策が実施されてきたところであるが、このような取組みの結果、違法薬物の生涯経験率は諸外国と比較して、著しく低くなっているなど、高い成果を挙げてきている。一方で、大麻事犯が増加傾向にあり、特に、若年層における大麻乱用の急増や、再犯者率が増加しているとともに、大麻ワックスなど人体への影響が高い多様な製品の流通が拡大している。また、昨今、医療技術の進展等を踏まえ、諸外国においては、大麻を使用した医薬品が上市されているとともに、WHO や CND においても、大麻の医療用途等への活用に向けた議論が進められているところである。このような社会状況の変化や国際的な動向等も踏まえつつ、今後の薬物対策のあり方を議論するため、大麻等の薬物対策のあり方検討会を開催する」とされ、約半年間に8回に渡り検討委員会を実施、同年6月11日に取りまとめ、6月25日に報告書が提出された[3]。この報告書では、日本国内でも医療目的での活用について積極的に検討されていると同時に、依然

として大麻は危険な薬物であること、そして安易に使用するものではないことを意識づけるために新たに大麻使用罪を創設するのが望ましいことも含まれている。

しかし、国連をはじめ、刑事罰を用いた薬物の末端使用者への規制は偏見が生じやすく、薬物使用障害のある人へは、科学的根拠に基づいた自発的なトリートメントや、地域社会において健康保険サービスへアクセスを高めること、そして健康へのアプローチを重視することが薬物の問題使用の減少に効果的であり、それが偏見を生み出さないためにも重要であることなど、その運用について注意することを発信する国際機関は少なくない[4]。このように、日本の議論は国際的な流れからは反するとの指摘も存在する[5]。より薬物使用者そのものを減少させる効果的な方法も、社会的に偏見を産まない方法としても、科学的根拠によれば、刑罰ではなく健康を重視した薬物政策であるとし、国際的な薬物政策を研究する機関が非刑罰化・非犯罪化へと舵が切られている中で、日本は逆行することにはならないのであろうか。

そこで、本稿では、日本で検討委員会が示した報告書を検討し、刑事罰に頼らない薬物政策は可能なのかについてポルトガルの実践を概観し、これらの検討を試みたい。

2 日本の大麻使用罪の創設をめぐる議論

検討委員会では、「諸外国において大麻を使用した医薬品が販売されていること」や「WHO や CND においても医療目的での大麻の使用について議論が行われていること」から医療目的での大麻の利用可能性が見直されるべきであるとするが、その一方で日本国内での大麻による検挙人員が若年者を中心に増加傾向にあることを踏

まえて大麻使用罪の新設に向けた議論が行われた[6]。とくに、日本で制定されている薬物関連法の中で、大麻取締法には「使用罪」がなく、大麻使用罪を創設するか否かの議論が刑事司法上の大きな論点であるといえる。

　検討委員会の報告書によれば、「大麻の使用に対する罰則については他の薬物法規と同様に成分に着目した規制をするとともに、大麻から製造された医薬品の施用を可能とすると、不正な使用の取締りの観点や他の薬物法規との整合性の観点から、そして昨今の諸外国での合法化の流れや、安易な大麻使用のイメージから罰則を科すことが必要である」とする意見が多く、検討委員会の委員である12名中9名が罰則の創設に賛成している。その一方で、残りの3名は、「回復支援に力が注がれている国際的な流れから逆行すること」、「使用を抑制するための方法が使用罪の導入であるとする根拠が乏しいこと」、「大麻の検挙人員が増加しているとしてもそれに伴う事件は増加しておらず大麻使用が社会的な弊害を生じさせているとはいえないこと」、そして「刑罰の対象とすることで一層孤立化し社会からの偏見を助長する恐れがあること」などを理由として反対意見を出している。

3 「薬物問題」を考えるにあたって

　上記の問題を考察する上で、「薬物問題」を考えるには「刑事司法の問題」だけを検討するのは不十分であろう。例えば、一般的に「薬物」とされるものは使用や所持が違法なものだけに限らず、医療機関で処方される薬物もあれば、ドラッグ・ストアで容易に購入できる薬物もある。これらの問題の困難なところは、違法になっているものほど依存性が高く、回復が困難であるというわけでもなければ

身体への危険度や他者への危害を加える危険性などが高いほど違法になっているというものでもない。非常に多種多様であることが指摘できる。

　また、違法であろうがなかろうが、精神または身体に必要で薬物使用があるからこそ生きていける人も少なからず存在している。たとえば、年間の自殺者数や、精神病院の病床数が世界的にみてもかなり多い日本において、「違法な薬物」の使用だけが止まれば「薬物問題」が解決したと安易な回答にならない点もある。つまり、「違法な薬物」の使用が減少しても、薬物使用に至る原因が解決していない限り「合法な薬物」による問題が増加したり、オーバードーズ（過剰摂取）の問題が生じていたり、自殺の数が増加していたりすることがあるため、その背景にある問題を同時に検討する必要がある[7]。これは、合法化・非刑罰化している国を検討する時にも重要な視点となる。なぜなら、カナダやウルグアイなど合法化する国や、違法なものとしての位置付けであるが処罰の対象としないヨーロッパ諸国のような国で、仮に大麻の使用が統計上増えたように見えても、同時に自殺者の数が減少していたり、合法薬によるオーバードーズが減少していることが生じているからである。実際に、トロント大学の研究によるとカナダで大麻合法化後に、オピオイドの処方が減ったということを公表している[8]。

　また、上述のように国際的に「刑事司法の問題」ではなく「健康に関する問題」として扱うべきであるとする理由に、社会的な差別的スティグマを生じさせる問題がある。過度に刑事罰の対象として刑罰があることで抑制を効かせようと啓発活動が行われるが、これらによってもたらされるのは、実際に薬物による薬理作用として身体が害されることだけでなく、威嚇を持って制御しようとする教育による激しい偏見が生じたり[9]、刑事司法が介入することで日常生

活が破綻する結果が生じている事例も少なくない[10]。これが、国連などが警告する「人権問題」の観点の1つとなっているのである。

　人権問題の観点から検討する必要性がある理由は以下のようなものからも指摘できる。例えば「日本では諸外国に比べて生涯使用率が低いので、薬物問題で首が回らなくなった諸外国の政策を倣う必要はない」という言説がある。先の検討委員会でも日本での生涯使用率は2%ほどで諸外国と比べて少ないため薬物政策がうまく機能しているとしているが、後に検討するようにそもそも日本での使用者数の統計値や公式に表わしたものは存在しない。さらに、仮に本当に少数であったとしても少人数であるから人権侵害が行われてもいいということにはならない。むしろ、薬物使用によって生活が破綻しているのではなく、刑事司法に巻き込まれることで偏見が生じ、仕事や家族を失い生活が破綻していると世界中で指摘がなされており、これが人権侵害に当たるとされるのである。

　次に生じる大麻使用の自由化に対する反論としては、心身を蝕む危険なものであれば、パターナリズム的な介入となろうとも事前に防ぐために禁止することはやむを得ないのではないかということであろう。しかし、それが刑事罰を持って取り組むべき課題かどうかは、まだ検討の余地がある。そもそも刑事罰に依存せずとも問題使用を減らす試みをしているのが本稿で取り上げるポルトガルの実践だからである。さらに上述のように合法な薬でも依存性の高いものは多く存在し、その「薬物」が合法か違法かだけに注目するだけでは問題の本質を見失う。例えば、イギリスの薬物効果を測定するための完全独立調査組織で代表を務める David Nutt が、著名な科学誌 the Lancet で公表したように、アルコールが最も危険なドラッグとして示されている。日本でも、大麻の危険性を伝える研究がいくつか存在するが、David Nutt は大麻のみの危険性を検討するこ

とは問題であり、同じ基準でアルコールやタバコを同時に検討すれば大麻より危険なものとして結果が示されるとしている[11]。

4 日本の大麻と覚醒剤の問題とそれを取り巻く言説

(1) 大麻の検挙人員の増加をどうみるか

先の章で「薬物問題」の背景には「違法・合法」という刑事司法の問題以外に多くの論点が存在するとしたが、日本では依然として一定の薬物所持や嗜好的な目的で使用することを法律で禁止しており、先の検討委員会でも新たに使用罪を創設することを検討していることから、刑事司法の問題も概観する必要があろう。

日本において、薬物関連で最も多く検挙されているのは覚醒剤取締法違反であるが、近年は大麻取締法違反の検挙人員の増加が問題視されている。検挙人員を見ると覚せい剤取締法違反者が8,730人で大麻取締法違反者が4,570人（2018年）であった（図1）。このように大麻取締法違反の検挙人員の2倍近くが覚せい剤取締法違反の検挙されている。

検討委員会や近時の報道によれば「危険ではないという間違った認識が若者に広がっているため」に使用する者が増えているとしている[12]。確かに統計を見れば、近年の大麻取締法違反で検挙される人は増加しているが、覚せい剤取締法違反で検挙される総数が減少しており、とくに若者の検挙者数が減少している。さらに、再犯者の総数は減少しているが、初犯者の数の減少が激しく、「再犯者率」が上昇している。一方で、上述のように大麻取締法違反で検挙される総数は増加傾向にあり、とくに20歳未満と21〜29歳の若年者層が増加傾向にある。この点から、検討会でも大麻の危険性を訴える根拠となっている。

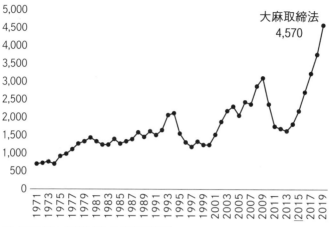

図1　大麻取締法違反の検挙人員の推移

注）犯罪白書より筆者が作成（下線は筆者）

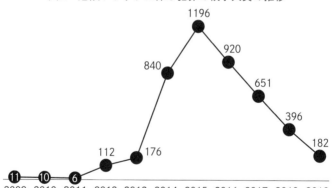

図2　危険ドラッグに係る犯罪の検挙人員の推移

注）犯罪白書より筆者が作成（下線は筆者）

　しかし、この大麻使用罪創設の「前提」に対して問題点もあることをいくつか指摘したい。例えば、日本では諸外国のように下水調査などから薬物使用者がその地域にどの程度潜在的に存在するかと

いう公式な統計は取っておらず、もっぱら本人に使用経験があるかどうかの聞き取り調査しか存在しない[13]。つまり、そもそも全体の使用者数が把握できていないために、大麻使用罪の創設によってどの程度の人数がどの程度減少するのかという検証が全く行われていない。海外の合法化の知識で使用者が増えるのではないかという根拠のない不安に依っている。

また、大麻使用罪による検挙人員の増加については、潜在的な使用者が増えているという仮説以外にも捜査機関の取締りが何に集中するかで大きな影響を受けるという指摘もできる[14]。実際に、大麻取締法違反で検挙される人員が減少傾向から増加に転じ急激に増加しているのが平成27年（2015年）以後からである。しかし、危険ドラッグに係る罪で検挙される人員は平成27年（2015年）には1,196人であったものの、2016年には920人、2017年には651人、2018年には391人、2019年には182人と激減している（図2）。つまり、それまで薬物問題として注目されていた危険ドラッグ係るに罪の検挙人員は大麻取締法違反の増加と反比例するように変動している。

仮に危険ドラッグについては徹底した取締りが行われたために使用者が減少し、大麻については実際に使用者が激増しているという仮説が成り立ったとして、検討委員会が指摘するように検挙人員が増えたことをもって若者の大麻問題が急に生じているとするには限界があろう。

(2) ゲートウェイ・ドラッグになるという言説がなぜダメか

また、大麻が覚醒剤などのゲートウェイ・ドラッグになるという指摘も多い。しかし、それに科学的な根拠はないとする研究が多く発表されている[15]。

米国国立薬物乱用研究所（National Institute on Drug Abuse：NIDA）も

以前はマリファナがゲートウェイ・ドラッグになるという立場を維持していたが、現在は「マリファナの使用が他の物質使用の依存症につながるとする研究が存在する。それは、マリファナ使用を報告した成人が使用をしなかった成人と比較して3年以内にアルコール使用障害を発症する可能が高い。早期にカンナビノイドを投与されたラットが、その後にTHCを投与した場合だけでなく、モルヒネなどの他の薬物を投与した時にも反応が高まることが報告されている。これらの研究は『ゲートウェイ・ドラッグ』となることを証明するようなものとなっているが、一方で、マリファナを使用した人の大半が他のハードドラッグを使用するには至らないこと、そしてアルコールやニコチンも他の薬物に対する反応が高まるように脳に作用する研究がある」として、他の薬物（酒やタバコ）も生物学的に作用を高める可能性があること、そして「社会的要因でも、ゲートウェイ・ドラッグ仮説に代わるものとして薬物にのめり込む人は単に簡単に手に入る薬物から始めているだけの可能性が高いことが指摘されており、薬物を使用している人との交流によって他の薬物を使用する可能性が高い」ということが指摘されている[16]。つまり、違法なものとして取引されるがゆえに、よりハードなドラッグへのアクセスを容易にしており、大麻購入と覚醒剤購入が同じ購入先になることなどがあるからである。リカーショップや通常のマーケットで酒を購入できるのであれば、怪しいところからよく分からない酒を買うことがない。それと同じことを大麻を合法化している国では行っているのである。

　仮に、日本で語られるゲート・ウェイ・ドラッグ仮説が正しければ、大麻で検挙される人が増加した後に覚せい剤取締法で検挙される人も増加することになるが、上述のように覚せい剤取締法違反で検挙される人は年々減少しているのである。

5 世界の薬物政策はなぜ刑事罰に
頼らない方向に舵を切ったか

　委員会で反対意見を行なった3名は、「回復支援に力が注がれている国際的な流れから逆行すること」、「使用を抑制するための方法が使用罪の導入であるとする根拠が乏しいこと」、「大麻の検挙人員が増加しているとしてもそれに伴う事件は増加しておらず大麻使用が社会的な弊害を生じさせているとはいえないこと」、そして「刑罰の対象とすることで一層孤立化し社会からの偏見を助長する恐れがあること」などを理由として反対意見を出している。これらの考え方は、基本的に国連をはじめとして薬物政策を科学的根拠によって非犯罪化・非刑罰化の方向にすべきと主張する団体と同じ主張である。「非犯罪化」や「非刑罰化」という言葉からは、街の中で薬物依存症者が自由に薬物を使用しており、社会が崩壊するのではないかという不安が生じるかもしれないが、非犯罪化・合法化を行なっている国々ではそうはなっていない。とくに大麻の製造・販売・所持・使用については、アルコールと同じような制限がなされている。つまり、適切なライセンスを有している生産者が製造し、同じくライセンスを有している人たちが管理のもとに販売をする。

　また、非犯罪化を採用する国でも問題使用が増えることは望んでいない。問題使用者が効果的に減る方法を模索した結果、科学的根拠によれば刑罰ではなかったということなのである。そもそも厳罰化政策を採っていても問題使用者は0にはなっていない。では、刑事罰に頼らないでどのように薬物使用問題に取り組むのであろうか。それは、教育によるというのがハーム・リダクション[17]を実践する国々の現在の答えになっている[18]。

　最後に教育と新たな関わりから薬物使用の背景にある問題にアプ

ローチしているポルトガルの実践について確認したい。

6 ポルトガルの実践[19]

(1) ポルトガルにおける法的枠組み

　ポルトガルの主な薬物法は1993年1月22日に制定された法律
15/93であり、薬物と精神作用物質の取引および消費に対する法律
が成立し、その後2000年11月に成立した法律30/2000は2001年
7月より施行された薬物法は個人消費のための薬物消費、入手、所
持を非刑罰化・非犯罪化している[20]。ウルグアイやカナダでは大麻
の合法化が進むが、ポルトガルでは合法化にはなっていないものの、
大麻どころではなくほぼ全ての薬物が非刑罰化・非犯罪化されてい
る。そして、実際に薬物の問題使用を減らしている。ただし、大麻
の問題使用については若干の増減がある年もある。それは、上記の
ように使用だけを見るのは不十分であることと、仮に問題使用の数
を見るとしても、ポルトガルの大麻に関する問題使用の数はヨー
ロッパ平均からはかなり少ない数字となっている。

　その非犯罪化・非刑罰化の薬物政策の内容としては、それぞれの
薬物によって異なるが、自己使用目的のための消費や所持について
所持できる量が定められている。これらの量は約10日間の消費に
必要な平均値が目安となっている。自己使用目的のための規定であ
るために、営利目的のための所持は従来の刑事裁判に進むことにな
る[21]。密売については、売買をした物質によっても異なるが1〜5年、
または4〜12年の自由刑が科せられる。その際に、売買した理由
が自己使用のための薬物を入手するため、その費用を稼ぐためで
あった場合は刑罰が軽減される。

　2001年の法律では上記のように自己使用目的のための所持量以

下である人に、ナース、心理士、ソーシャル・ワーカー、弁護士などで構成されるコミッションに相談に行くように促され、その後のケアやとるべき行動のアドバイスがなされる。依存症でないと判断され、ここでの指示に従わない場合に行政罰として罰金が課される可能性があるということであったが、そこでも目標は健全な回復を促すことであり、むしろ構成員からも分かるようにソーシャル・ワーカーや心理士、ナースなどは病気として依存症の治療をするのではなく、その人が抱えている社会的な生きづらさの解消のために介入をする。このコミッションについては、後述する。

また2013年に成立した54/2013はリスト化された新しい薬物（New Psychoactive Substances：NPS）の製造・密輸・譲渡などを禁止している。罰則としては、最高で45,000ユーロの罰金を含む行政罰が課せられ、それらの薬物使用が判明した場合にも上記のコミッションへ向かうように指示がなされる。

(2) ポルトガルの国家的薬物戦略

ポルトガルでは1999年に長期計画として出された「ポルトガル国家戦略（National Strategy for the Fight Against Drugs）」が総合的なものとして策定され、3段階による国家戦略が展開されていく。まず、この1999年の戦略では、①国際協力を重要視すること、②予防に力を入れること、③人間を中心として行うこと、④実用主義であること、⑤安全であること、⑥合理化されたリソースに依ること、⑦EUにおける補完性があること、そして⑧参加可能であることが目指された。その後、2005年に薬物対策計画（National Plan Against Drugs and Drug Addiction）2005-2012が策定され、その後2013年には依存に伴う行動と依存状態軽減のための対策（National Plan for the Reduction of Addictive Behaviors and Dependencies）2013-2020が策定され

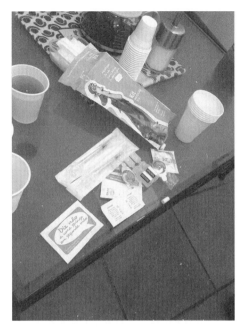

写真1：
机に広げられているのは、無料で
配布される注射キットです。綺麗
な注射器や消毒液、コンドームな
どをセットにして必要な人に毎日
配布しながら、受け取りに来た人
に生活で困ったことがないかソー
シャルワークをしていきます
（2014年8月28日IN-MOURARIA
にて。筆者撮影）。

た。これらは1999年の戦略を強化するものであり、諸問題の予防
や害を減少するためには依存性の高い薬物の消費や依存症に伴う行
動に関連するために対策が必要であること、使用の機会を減少させ
ることなどが目指されている[22]。

　とくに、ポルトガルの薬物政策の中心を担うのは Serviço de
Intervenção nos Comportamentos Aditivos e nas Dependências：
SICAD（依存症に伴う行動および依存状態への介入に対する総合的管理局：
General-Directorate for Intervention on Addictive Behaviors and Dependencies）で
ある[23]。健康に関する省によって設立された SICAD のミッション
は、依存性のある薬物使用の害悪を減少させること、依存症に伴っ
て生じる逸脱行動の予防を図ること、そして依存症そのものの害悪

を減少させることである。さらに、薬物戦略普及のために政府をサポートすること、各地における薬物消費とその欲求を減少させるプログラムの計画及び策定をすることである。研究分野としてもヨーロッパ全体の薬物政策を研究する EU の組織である EMCDDA においてポルトガルについてデータを収集する役割も担っている[24]。

(3) コミッションや現場での支援とその役割

　最後にコミッションや最前線での支援団体については、筆者が2014年および2015年に実際にポルトガルを訪問し、調査を行ったことを中心に述べたい。

　コミッションは、ポルトガルの薬物政策を語る上で最重要なものである。上述のように自己使用目的のための所持を非刑罰化している（例えば、大麻であるカンナビスは25グラム以下）では、介入の端緒として捜査機関が関わることがある。それは、自己使用目的の所持か営利目的の所持なのかが最初では判断できずに自宅などに大量に隠しているかもしれないからである。しかし、自己使用目的のための所持量であることが判明したら、すぐに捜査機関からコミッションに相談に行くように促される。

　コミッションは、心理学者、カウンセラー、ソーシャル・ワーカー、弁護士（借金問題などの解決のため）、ナース（医師ではない）などによって構成されている。対象となる人の社会的背景を含めて調査・聞き取りをし、適切なサポートに繋げることを目的としている。調査後に医療が必要な場合には病院に繋げるが、精神病としての問題よりも内臓疾患などの他の要因であり、精神病として薬物依存をとらえる日本とはこの点でも異なる[25]。このコミッションによって、対象となる人がその後にどのようにするか決められる。仮に依存症の症状がある人がその指示に従わなくても罪に問われることはない。その

意味で非刑罰化であるが、依存症ではないと判断された人が指示に従わない場合に行政罰としての罰金が課される可能性が残されている。その点で完全な合法化・非犯罪化であるともいえない。

　実際に最前線で支援を行なっている団体としては、NGO団体であるGATがリスボンで運営するIN-MOURARIAはHIVや肝炎などの予防活動を進める目的で薬物の問題を抱えている人にも支援を行う[26]。決して高級住宅街とはいえないストリートに事務所を構え、ソーシャル・ワーカー、弁護士、ナースなどが常駐している。ここではHIVなどの検査を行えるほか、ホームレス状態の人たちの住宅サポートやその日の食べ物がない人への提供、着る物の提供などを行いながら、継続的な支援に繋げるように支援へと導く。さらに、写真1のように綺麗な注射器や水、コンドームなどがセットになっているキットを配布し、それを目当てに来る人にも声をかけ上記のような生活苦に対する支援に繋げられるように試みる。また、このキットを持ち出し、事務所に相談に来れない人たちへの声がけのためにストリートにチームで繰り出している。ここで大活躍するのはピアカウンセラーと呼ばれる薬物使用をしているスタッフであり、ソーシャル・ワーカーなどにすぐに相談ができない人たちに最初に声をかけにいくのはピアカウンセラーである場合も少なくない。

　また、ポルトガル第2の都市ポルトを中心に活動するapedesは薬物に限らず様々なソーシャルアクションを起こしている[27]。とくに、薬物依存についてはその背景にある生きづらさを解消するための支援に力を入れており、先のIN-MOURARIAの活動以外に、たとえばメサドン療法のために集まるホームレスの方々にナースが他の健康問題の解決ができないか相談をし、生活で困っていること

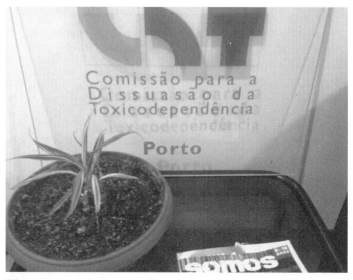

写真2：
植木鉢とともに映っている看板のようなものは、本文中に出てくるコミッションの入り口です。自己使用量と判断された薬物使用者はここを訪問して相談をします。これ以上罪に問われることはありません（2015年9月2日 Comissão@ ポルトにて。筆者撮影）。

が解決できないかソーシャル・ワーカーが語りかける。この apedes にはポルトガルの日本大使館も寄付をしており、その活動はポルトガル政府だけでなく日本大使館からも認められている。とくに、社会問題を最前線で解決する支援を行うと同時に、研究部門にも力を入れておりスタッフには経済学や社会学、法学などの博士号取得者を雇い、政府への問題提起と資金の獲得のためのアグレッシブなソーシャル・ワークを展開しているのも注目すべき点であろう。

　本稿では、検討委員会や日本で「薬物」に対する語られる言説について反論を試みた。また、ハーム・リダクションを行うことで、刑事罰ではなく公衆衛生や福祉の介入で薬物使用の問題に取り組むヨーロッパでも先進的な取組みをしているポルトガルを概観した。

　ポルトガルを訪問するまでは、非犯罪化・非刑罰化することで薬物使用の問題はどうなるのか、一体薬物問題にどのように取り組んでいるのかなど「薬物」にだけ注目をしていた。しかし、実際にポルトガルで見たものは、「薬物問題にも取り掛かるが、それは生活に苦しむ問題の1つでしかなく、薬物使用だけが止まっても何の解決にもなっていない」という現実と、「その人の生きづらさの解消のためにトータルで支援をする」というポルトガルの手厚い福祉の実態であった。それまで、薬物の問題をどうしているかだけに注目していた自分を恥じる思いであった。それと同時に、非犯罪化・非刑罰化というのは、薬物を自由にやり続けていいということなのではなく、やめたい人はやめられるプログラムを用意し、徐々に使用を減らしたい人は徐々に減らせるプログラムを用意し、使い続けたい人は例え体に悪い物だとしても使い続けることができる自分自身の薬との向き合い方を決めることができ、その人らしい生き方を支援するという政策なのだと理解した。

　本稿での視点も踏まえて、科学的根拠による問題の解決とは何か、威嚇や不安にさせることによる弊害はないのか、なぜ世界的に刑事罰に頼らない方向に進もうとしているのかを検討するきっかけとなれば幸いである。

1 本稿は丸山泰弘「刑事罰に頼らない薬物政策は可能か」罪と罰第59巻1号（2022）109頁以下、を土台とし大幅に加筆・修正し、ポルトガルの実践について追加したものである。

2 United Nations, Office on Drug and Crime, "Reconvened Sixty-third session", https://www.unodc.org/unodc/en/commissions/CND/session/63Reconvened_Session_2020/reconvened-session-63-of-the-commission-on-narcotic-drugs.html（2021年10月31日最終閲覧）。

3 厚生労働省「大麻等の薬物対策のあり方検討委員会」https://www.mhlw.go.jp/stf/shingi/other-syokuhin_436610_00005.html（2021年10月31日最終閲覧）。

4 例えば、国連の「収監に関する国連システムの共通見解：United Nation System Common Position on Incarceration」https://www.unodc.org/res/justice-and-prison-reform/nelsonmandelarules-GoF/UN_System_Common_Position_on_Incarceration.pdf（2021年10月31日最終閲覧）。

5 例えば、弁護士や日本臨床カンナビノイド学会からの大麻使用罪創設への反対に対する要望書が厚生労働省に出されている。https://www.huffingtonpost.jp/entry/story_jp_60ab07e1e4b0a25683146bc3（2021年10月31日最終閲覧）。また、大麻使用罪創設に反対する依存症関連団体・支援者ネットワークも厚生労働省において反対声明の記者会見を行なっている。https://www3.nhk.or.jp/news/html/20210602/k10013064711000.html（2021年10月31日最終閲覧）。

6 「大麻等の薬物対策のあり方検討会とりまとめ〜今後の大麻等の薬物対策のあり方に関する基本的な方向について〜」https://www.mhlw.go.jp/content/11121000/000796820.pdf（2021年10月31日最終閲覧）。

7 手塚崇聡「カナダにおける大麻法とハーム・リダクション政策」小山剛＝新井誠＝横大道聡『日常のなかの〈自由と安全〉──生活安全をめぐる法・政策・実務』（弘文堂、2020年）177〜187頁は、カナダでの大麻合法化に伴う問題点として違法な店舗からの入手が増えたことや、若年者の薬物使用が増加したことなどから必ずしもハーム・リダクション政策や大麻規制の求めていた目標や目的が必ずしも十分に達成できていないという指摘をしているが、本文にあるように薬物問題を考える際にはかなり視野を広げて薬物政策を論じる必要がある。

8 George Dranitsaris, Carlo DeAngelis, Blake Pearson, Laura McDermott and Bernd Pohlmann-Eden, "Opioid Prescribing in Canada following the Legalization of Cannabis : A Clinical and Economic Time-Series Analysis", Appl Health Econ Health Policy, 19(4), p537–544, 2021, online : https://pubmed.ncbi.nlm.nih.gov/33491149/

9 京都ダルクの移転に伴って地域住民の偏見による差別が激しく反対運動となったことが報道されている。毎日新聞「偏見乗り越え共生の一歩 施設コンフリク

ト解消へ一役 学生ら、交流取り組み 京都ダルクと地域住民」（2021年7月18日）
https://mainichi.jp/articles/20210718/ddl/k26/040/282000c（2021年10月
31日最終閲覧）などを参照。

10　仮に不起訴となったとしても社会的に重大な害を被ることもある。HuffPost「薬
　　物事件、不起訴でも内定取り消し。『ダメ。ゼッタイ。』が当事者・家族を苦し
　　める。」（2021年5月18日）https://www.huffingtonpost.jp/entry/story_jp_60
　　8bb348e4b09cce6c1cf17d（2021年10月31日最終閲覧）などを参照。

11　例えば、BBCニュースでインタビューに答えている中で、「アルコールはヘロ
　　インよりも有害である」と発言している。https://www.bbc.com/news/uk-
　　11660210（2021年10月31日最終閲覧）

12　政府広報オンラインでも暮らしに役立つ情報として安全であると考えるのは間
　　違いであることが注意喚起されている。https://www.gov-online.go.jp/usef
　　ul/article/201806/3.html（2021年10月31日最終閲覧）

13　国立精神・神経医療研究センターでは定期的に大規模な聞き取り調査を行なっ
　　ている。現在の日本では重要な指標の1つである。https://www.ncnp.go.jp/
　　nimh/yakubutsu/report/index.html（2021年10月31日最終閲覧）

14　例えば、近年は警察庁刑事局組織犯罪対策部長から各都道府県警に向けて大麻
　　事犯の取締りの徹底が通達として出されている。これによれば平成30年4月12
　　日にも大麻事犯の取締りの徹底が支持されているのがわかる。https://www.
　　npa.go.jp/laws/notification/keiji/yakubutujyuki/310409taimatorisimarinok
　　eizoku.pdf（2021年10月31日最終閲覧）

15　例えば、Rebecca J Haines-Saah and Benedikt Fischer, "Youth Cannabis
　　use and Legalization in Canada : Reconsidering the Fears, Myths and Fa
　　cts Three Years In", Journal of the Canadian Academy of Child and Adol
　　escent Psychiatry, 30 : 3, 2021, p194.

16　National Institute on Drug Abuse "Is marijuana a gateway drug?" https://
　　www.drugabuse.gov/publications/research-reports/marijuana/marijuana-
　　gateway-drug（2021年10月31日最終閲覧）。

17　ハームリダクションとは「健康上好ましくない、あるいは自身に危険をもたら
　　す行動習慣を持っている人が、そうした行動をただちにやめることができない
　　場合に、その行動に伴う害や危険をできる限り少なくすること」を目的として
　　行われる公衆衛生上の実戦や政策のことである。詳しくは、松本俊彦＝古藤吾
　　郎＝上岡陽江編著『ハームリダクションとは何か：薬物問題に対する、あるひ
　　とつの社会的選択』（中外医学社、2017年）を参照。

18　2001年からほぼ全ての薬物を非刑罰化したポルトガルの挑戦について、丸山泰
　　弘「ポルトガルの薬物政策調査報告・2014-2015年」立正法学論集49巻2号
　　（2016年）196-234頁を参照。

19 European Monitoring Centre for Drug and Drug Addiction "Portugal：Portugal Country Drug Report 2019" https://www.emcdda.europa.eu/system/files/publications/11331/portugal-cdr-2019_0.pdf（2021年10月31日最終閲覧）。

20 ポルトガルの政策や現地調査を行なったものとして、丸山（注18）を参照。

21 Ximene RÊGO, Maria João OLIVEIRA, Catarina LAMEIRA and Olga S. CRUZ "20 years of Portuguese drug policy – developments, challenges and the quest for human rights", Substance Abuse Treatment, Prevention, and Policy, 2021, https://substanceabusepolicy.biomedcentral.com/track/pdf/10.1186/s13011-021-00394-7.pdf（2021年10月31日最終閲覧）。

22 SICAD, Portugal（2013）National Plan for the Reduction of Addictive Behaviors and Dependencies 2013-20 https://www.emcdda.europa.eu/drugs-library/sicad-portugal-2013-national-plan-reduction-addictive-behaviours-and-dependencies-2013-20_en（2021年10月31日最終閲覧）。

23 SICAD の HP は https://www.sicad.pt/EN/Paginas/default.aspx（2021年10月31日最終閲覧）。

24 SICAD への訪問記録などは、丸山（注18）を参照のこと。

25 そもそも薬物使用者の90％近くが問題使用をしているのではないという国連のドラッグ・レポートからも分かるように、薬物使用者＝病人という認識を改める必要がある。

26 IN-MOURARIA の HP は https://www.gatportugal.org/servicos/inmouraria_18（2021年10月31日最終閲覧）。

27 apdes の HP は https://apdes.pt/en/home-en/（2021年10月31日最終閲覧）。

第3章
ドイツ

ドイツの薬物政策
抑止政策から容認政策への転換

金尚均　龍谷大学法学部教授

キム・サンギュン　1967年、大阪府生まれ。1990年、立命館大学法学部卒業。1995年、立命館大学大学院法学研究科博士後期課程中退。山口大学経済学部講師、西南学院大学法学部助教授、龍谷大学法学部助教授を経て、2001年より、龍谷大学法学部教授。著書に『危険社会と刑法——現代社会における刑法の機能と限界』(成文堂、2001年)、『ドラッグの刑事規制——薬物問題への新たな法的アプローチ』(日本評論社、2009年)、『ヘイト・スピーチの法的研究』(編著、法律文化社、2014年) などがある。

1　ドイツにおける抑止政策からの転換

　ドイツにおける薬物政策の端緒なのですが、2000年くらいから薬物政策が大きく変わっていきます。ドイツでは毎年12月のクリスマスあたりにニュースで、その年に薬物の使用で亡くなった人の統計が示されます。1994年には1,700名以上が亡くなり、非常にショッキングな状態で、ドイツでは何とかしなければならないという危機感が大きく広がりました。1994年ドイツのフランクフルト駅から近くの少し町を外れた細い道を行くと、そこでは薬物を売る人と警察官がにらみ合っているというような状態でした。警察官は何かをするわけではなく、薬物を注射する人をただ見ていました。お世辞にも清潔な状況で薬物を注射しているようには見えませんでした。それが、1994年から2000年に入るまでくらいの状況でした。そして、2000年からドイツの薬物対策の大きな転換が始まると私

は認識しています。

　しばしばドイツでは、薬物への対応に関する議論で、その方向性について「抑止政策」と「容認政策」という言い方をします。抑止政策とは、従来型の薬物の取扱いを国家で一元化、許可制とし、許可なき取り扱いを一律的に処罰するというやり方です。しかし、エイズの蔓延、ブラックマーケットの蔓延、薬物を手に入れるための資金調達のための調達犯罪という3つの大きな問題があり、それらが薬物に関する議論の際にいつも取り上げられていました。しかも、薬物問題が「病気」であるということが明らかになった現状においては、処罰によっては薬物中毒者・薬物依存者が抱える病気をも癒すことはできない、つまり、抑止政策には限界があるということが認識されるようになったのです。

　法理論的な文脈では、ドイツでは、自傷は処罰しないという明確な法理論があり、それが抑止政策から容認政策へと移行する一つの理論的な根拠になりました。この容認政策の一つは、少量の自己使用の非処罰化という方策です。自己使用のための薬物の所持、入手等を非処罰化しようということです。非犯罪化ではなく非処罰化しようということです。二つ目は、薬物使用者に対して、肝炎やエイズを予防するために、注射針を交付するということを、市と国の保険の財政を根拠とした、「保健室」と呼ばれる建物で行うことです。そこでは、違法に入手した薬物を、保健室でもらった針を使って注射しています。三つ目は、メサドン治療が長く続けられています。四つ目は、メサドン治療では効果の出ない依存者に対して、純度の安定したヘロインを、国と市の財政のもとで交付する政策があります。2002年（当初、2002年より5年間のモデルプロジェクトとして実施、そして2007年から延長実施）より諸都市（フランクフルト、ハンブルク、ハノーファー、カールスルーエ、ケルン、ミュンヘン、ボン）で、長期にわたるかつ

重度のヘロイン中毒者に対して医師が医学的に調合したヘロインを交付し、これによって中毒者の健康および精神的状態を改善することができるかを実験する研究を行うことになりました。次いで、2009年に重度ヘロイン中毒者に対するヘロイン交付が合法化されるに至りました。

このような4つの柱が容認政策の基本ということになります。容認政策のもとでは、薬物依存とは「犯罪ではなく依存、病気」であるため、この病気に対しては、強制的な治療的アプローチではなく、自由意志と自己決定に基づく、依存者に対する支援をしていきましょうと考えたのです。従来は、薬物事犯の発覚や逮捕されたが、刑事訴追されなかったなどの経験を端緒として、自己の健康状態の悪化や依存症の深化を自省し、薬物依存支援施設等などと接触する機会を得るということになりうるのです。

そこで、支援的アプローチをどのようにしていくのかということが大きな課題となります。これがドイツの薬物対策です。そのおかげでおそらく1994から1997年当時のドイツの駅前を歩いた人々の見た風景と、今日に見る風景はかなり違うところがあるかと思います。それには賛否両論あります。例えばドイツでも、薬物依存者が社会的統合という名のもとに、一地域に隔離しているにすぎないと批判する人もいます。

2 大麻の取扱いに関するドイツ連邦裁判所決定

他方でドイツでは、マリファナに対する処罰の問題が常にあります。いわゆるハードドラッグではなく、ソフトドラッグと呼ばれるマリファナに対する処罰に対して、憲法疑義が提起されました。1994年3月9日に、ドイツの連邦憲法裁判所で有名な決定が下さ

れました。ハードドラッグが規制されるのは仕方ないにしても、マリファナについては、ドイツの麻薬剤法で禁止すること自体が違憲ではないかと言われました。とりわけ、ドイツの基本法1条、（日本でいうところの、個人の尊厳ないし個人の尊重の規程）と、それの次にある、基本法2条の個人の自由な展開（日本でいう憲法13条の、個人の尊重ないしは個人の尊厳規程にあたる）に抵触するのではないか、あまりにも強い国家の介入であり、あまりにも重い刑罰ではないかというのが憲法疑義の内容です。それに対して連邦憲法裁判所はまず、マリファナを規制することは違憲ではないという決定を下しました。その際、根本的に問題になったのは、いわゆる酩酊権と呼ばれる、酩酊する権利のことであり、この酩酊権はドイツの基本権としては認められないとの決定が下されました。これが大きな問題で、それにともなってとりわけ3つの論点が本決定の中で議論されました。一つ目は、アルコールと大麻の有害性の比較で、これは、アルコールは許されてなぜ大麻は許されないのかということです。二つ目が、大麻の蔓延による社会的機能能力の毀損、つまり社会が潰れて、社会の機能が衰えてしまうのではないかという議論です。三つ目が、大麻が果たしてハードドラッグの入り口薬物なのかということです。三つ目が特にポイントになるところでして、自己使用目的の少量の大麻の所持などの行為についてまで許されないと考えるのかということです。そこで、「少量の自己使用については、無許可の入手及び所持も、それらが第三者によって薬物を管理されることなくさらに交付される可能性を作り出す限りで、他者の法益を危殆化する。そのようなさらなる交付の危険は、薬物の入手並び所持が、行為者の観念によれば単に自己使用のためにのみ準備したとしても存在する。」と判示されました。そういったことを考えると、自己使用のための無許可の大麻製剤の入手並びに所持も、一般的に刑事罰で威嚇すること

は、憲法上、過剰禁止原則という、行為の重要性に比して重くかつ厳しい刑罰を科すことを禁止しているドイツの憲法原則には抵触しないと判示しました。ただし、個別の個人の行為から仮定される法益の危殆化、つまり、国民の健康という非常に抽象的で社会的な法益の危殆化と、個人的責任の程度は軽微であるとして、個人が大麻製剤を単に自己使用のために少量を入手ないし所持した場合に、ドイツの麻薬剤法が保護している「国民の健康」という法益に対する危険と、個人的責任は非常に軽いものだと考えたのです。そこで、単に自己使用のために少量入手し、かつ所持した場合には、違法だけれどもそれを場合によっては処罰しないということが、選択肢としてありうるという考えです。

　そこで評価としましては、少量の大麻を試しに使用する人や、たまに使用する人たちに対する刑事罰の賦課というものは、個々の行為者の行為に照らしてあまりにも不適切で、特別予防的にかなり不利益な結果になる可能性があるということです。個人の少量の自己使用のための入手や所持というものは、個別な違法性や責任というものを考慮することによって、確かに違法だけれども処罰しないということがありうるのではないかということです。ドイツでは、ドイツ麻薬剤法29条5項並びに同31条aというものを設けることで、薬物問題に特化して起訴便宜主義を採用することになりました。麻薬剤法29条5項は、裁判官が刑事手続において処罰を免除するのです。具体的に言うと、裁判手続を公判途中で打ち切るという手続です。このように起訴されて公判請求され、実際に公判されたけれども、一回目でどうやら少量の利用しか認められないといった場合に、裁判官が麻薬剤法29条5項を理由に裁判を打ち切るやり方です。これに対して、麻薬剤法31条aは、公判以前の検察段階で、検察がその少量の使用目的での入手や所持の場合、起訴をしないこ

とができるという規定です。これがまさに起訴法定主義の例外です。それが、1994年の大麻決定に基づいて、とりわけ大麻については合憲性が担保されたということです。

3 「容認政策」と少量所持の不処罰

つぎに、「刑罰に代わって、援助を」の話をします。ドイツでは、容認政策ないし承認政策というのは、オランダやポルトガルに比べると保守的な位置づけになります。容認政策と言ったとしても、あくまで非犯罪化ではなく非処罰化ないしは非刑罰化です。その意味では、ドイツの容認政策とは基本的に抑止政策を補足するものです。もちろん日本との比較をした場合にかなり法的な対策も、社会保険的対策も異なるわけですが、オランダやポルトガルとの比較においては、それほどリベラルではないのではないかと思います。ドイツの容認政策の具体化というのは、少量薬物の自己使用目的の違法薬物の所持等の不処罰ということです。つまり、検察段階で刑事訴追が免除されるのです。これはある種、検察官の裁量が多く、さらにドイツは連邦制なので、州の検察官の取り扱いによって刑事訴追の免除の基準が厳しいところもあれば、寛容な州もあり、なかなか一様ではないというのが現状です。

私が薬物問題に非常に興味があった理由は、薬物を打つこと自体が何を危険にさらすのかということでした。個人を危険にさらすと同時に、それが犯罪であるといったような場合に、例えば国民の健康や、法律が保護している保護法益との関係でいうならば、法益侵害が生じる前段階にある危険な行為を規制しています。これを専門用語では、処罰段階の前倒しないしは処罰段階の早期化と言います。まだ侵害が生じていないのになぜ処罰するのか、その根拠は何かと

いうことですね。そこにはある種の社会的な不安や未来に対する危険、未来の安全に対する保障というような、現実の害が生じていないけれど、この行為を野放しにしていると社会がつぶれてしまうという、いわゆる法的に見れば根拠があるかないか分からないような、実害がないような行為を処罰することに、いったいどれだけの法的合理性があるのかというようなところに私自身は関心があったのです。そこで残るのは、いわゆる公共的な安心感だろうということです。そこで生まれるのは、薬物依存者の社会からの排除というようなことがドイツでは問題になりました。違法であるがゆえに薬物依存者が十分な治療を受けることができない。また、その保険適用がままならないといった状況があったのです。処罰すればするほど、ある種の抑止効果ないしは刑罰による抑止効果が生まれるというのは、私個人の見解からすると、幻想みたいなものです。それを社会において確立することができたとしても、現実には、支援が必要な人に支援が行きわたらないというような問題が同時に出てくるのです。そういった抑止政策の下では、薬物の使用量に関わらず処罰が行われるということがあったのです。

　そこで、どんな規定によって非処罰化ないし非刑罰化がおこなわれるのかというと、麻薬剤法31条aを見ますと、麻薬剤法29条1項、2項、4項で、日本における大麻、覚醒剤、向精神薬すべてこの法律で一括して規制しているのですが、原則、所持、入手含めて処罰されています。それを補足する形として、例外規定として、麻薬剤法31条aが存在します。薬物事案が麻薬剤法29条1項、2項、又は同4項を対象とする場合、行為者の責任を軽微とみなすべきであり、刑事訴追の公的利益が何ら存在せず、しかも薬物をもっぱら少量の自己使用のために、栽培、製造、輸入、輸出、通過輸入、入手、その他のやり方で調達又は所持した場合、検察官は訴追を免除する

ことができる。」ということは、免除してもいいということです。これをどういった場合にするのかということが、検察官の裁量に委ねられます。また、「保健室」で薬物を打つことを法的に定めています（麻薬剤法10条1項）。このような規定に基づいて、各州がそれぞれのガイドラインを定めることで、「少量」の定義を定めているのです。2003年頃は非常にバラバラでした。この少量の中身には、大麻といったソフトドラッグだけでなく、いわゆるハードドラッグと呼ばれるヘロインやコカイン、アンフェタミンといったものも含まれています。

　各州でガイドラインがどのようなものであるのかということに関して、ハンブルクという州のガイドラインを翻訳してみました。麻薬剤法31条a1項の適用に関するハンブルク内務省並びに司法機関の一般的命令です。そこでは、どのような場合に検察官は刑事訴追を免除することができるのかということが書かれています。

　少量というのは一体どれくらいかというと、ハンブルクでは、総重量6グラム以下の大麻又はマリファナ、1グラム以下のヘロイン、1グラム以下のコカインと定義されています。しかし、ほかの薬物はどうなのかということはこのガイドラインには出ていません。刑事訴追の公的利益ということなのですが、どういった場合に公的利益があるのかというと、例えば、依存症でない子ども、少年及び年長少年に模倣効果を与えるようなやり方で薬物を使用した場合、そして特に保護の必要な者同じくこれらの者によって常に利用される場所、又は訪問機関及び施設の前又は中で、公共において公然と薬物を入手又は使用したような場合、また、教育者や教師、薬物依存者援助施設の職員が薬物を使用したような場合です。薬物使用が刑務所で行われたような場合には刑事訴追の公的利益があります。このようにして公的利益がある場合、つまり刑事訴追しなければいけ

ないような場合が定められています。それ以外の場合、本当に純粋に個人使用するような場合には刑事訴追の公的利益がないと考えられます。具体的にどういった場合に責任が軽微なのかということですが、やはり州によって基準がかなり違います。大体、責任が軽微なのは、逮捕経験が1回から2回の場合だろうと言われます。しかし、ハノーファーの検察局に少量の基準について調査したことがあるのですが、ハノーファーが所在するニーダーザクセン州では、3回目でも起訴しないことがありうるというような言い方をされていた記憶があります。その意味では、非常に州によっても異なりますし、保守的な政権が担うのか、あるいは革新的な政権が担うのかといった、どこの党が政権を担うのかということによっても少量の量並びに責任の軽微性の認識は微妙に変わってくるようです。

　大麻についてはドイツの国会でも議論になっており、少量というものをできるだけ統一させようという動きが出ておりまして、最近の資料によると、少量とは大体6グラムを指すそうです。ニーダーザクセン州、ノルトラインヴェストファーレン州、ラインラントプファールツ州そしてトゥーリンゲン州などの地域は10グラム、またベルリンでは15グラムと若干の例外はあるのですが、ほとんどの州は大体6グラムということでかなり統一化が図られております。海に面したシュレシュヴィッヒホルスタイン州は、現在は6グラムという少量でガイドラインに規定されているのですが、2002年当時は30グラムまでを少量と定義していました。それが5分の1に減ったということなのですが、どういった経緯があったのかということは調査に値します。

　ノルトラインヴェストファーレン州のものですが、ハッシッシ10グラム、ヘロインについては0.5グラム、コカイン、アンフェタミンも0.5グラムが少量ということになります。これは1994年の

ガイドラインであり、前述した連邦憲法裁判所の決定を受けて作られたもので、現在も変わっていません。

なお、2021年8月にドイツ連邦政府の薬物問題弁務官が、6グラム以下の大麻の所持について刑罰の対象から外し、秩序違反法の違反として過料を科すにとどめる提案を行っています。

4 「『現行麻薬刑法の望まれないかつ意図しない結果というテーマ』に関するドイツ連邦議会のアンケート委員会の設立」提案

ローレンス・ヴェリンガーさんという元ブレーメン大学の刑法教授が中心になって2011年に「麻薬刑法の望まれないかつ意図しない結果」というテーマに関して連邦議会でアンケート委員会を作りなさいという提案を行いました。

提案の前提として、世界中で薬物の需要と供給の問題に対する刑法による対応に成果がないことが明らかになっており、またアフガニスタン国内外のタリバーンによるテロリズムの資金は、ヘロインと大麻のブラックマーケットに介してまかなわれ、メキシコにおける「麻薬カルテル間の戦争」において何千人もの人々が死亡し、ブラックマーケットでの莫大な利益のためのカルテル間の戦いであることは明白です。ブラックマーケットは巨大でグローバルな裏の経済市場を生み出し、将来の犯罪とグローバル化した市場経済と国民経済を不安定にするのです。他方、リベラルな手法を用いた様々な分野の実験または従来違法であった薬物の交付（例、オランダ、スイス、スペイン、ポルトガル）によっては、危惧されているような麻薬の蔓延が起きていません。

このことを踏まえて、抑止政策を補足するような現在の容認政策というものは、中途半端で、政策としてはまだまだ完ぺきではない

のだというようなことを提案のテーゼとして示されました。この提案に非常に多くのドイツの刑法の教授が署名されており、非常に有力な提案だったのですが、そこでは刑罰による薬物の禁止は失敗したのであり、逆に社会的に有害でかつ非経済的であると指摘しています。そして、麻薬を禁止することによって国家は薬物の処理と純度に関連する管理の役割を放棄しており、これが問題であるとしています。そして、禁止という目的は制度的に誤っており、かつそれは社会的に有害であるとしています、さらに、禁止というのは不相当に（対費用効果の関係でいうと）費用がかかり、しかも禁止することは使用者にとっても有害なのです。これらの理由からドイツ麻薬剤法を抜本的に改正しなさいという意図のもとに提案がドイツ連邦議会に提出されました。これ自体はまだ実現していないのですが、ドイツの大学の先生は社会的に地位も力もあるので、こういった人たちが国会にむけて名前を出し意見を示すということで、薬物対策に対する抑止政策の限界というものを具体的に意見として示したのです。

　以上のことがドイツの薬物政策の基本とご理解していただければいいかと思います。いわゆる少量の所持、入手というものに関して、処罰というものを控えるというような対応が日本とは違います。薬物使用者に対する対応、例えば保健室での注射針の交付等、メサドン、さらにヘロイン依存者に対する純度の安定したヘロインの交付といった形で政策が行われています。一つの例ですが、ヘッセン州のフランクフルトという都市では、「月曜会」という会議体があり、薬物依存者支援施設、薬物を交付する施設、そして検察官、裁判官等々が一堂に会し、月に一度会議を開いています。そこでは、フランクフルトの薬物の対策をどのようにするのか、ないしは薬物依存者の状況はどうなっているか等を関係当事者が検討するラウンド

テーブルがあります。そういった形で、機関横断的に薬物対策が行われているのもドイツの薬物政策の特徴なのではないでしょうか。

　最新の情報として、2021年12月に成立した新政権は、国の指定店における大麻の販売と、自己使用目的での個人の購入を認めました。このような動きはいきなり起こったのではなく、上述の非刑罰化の歴史からの帰結というべきです。これにより個人使用目的の少量の薬物所持の不可罰による対応から自由化の道へと一歩進めることになります。

第 4 章

国連

忖度する国連

ハームリダクションにほど遠い日本。蔑ろにされる当事者たち。

古藤吾郎　NYAN｜日本薬物政策アドボカシーネットワーク

ことう・ごろう　ソーシャルワーカー／精神保健福祉士。2005年、米国コロンビア大学大学院にてソーシャルワーク修士課程修了。講義と実習を通して、薬物使用とソーシャルワークを中心に、ハームリダクションやアドボカシーについて学ぶ。National Harm Reduction Coalition及びNew York Harm Reduction Educatorsにてインターンとして勤務。2015年にNYAN──日本薬物政策アドボカシーネットワークを立ち上げ、2021年にハームリダクション東京をスタート。その他にも、日本に暮らす難民の生活支援 (2017年まで)、DV加害者男性プログラム (RRP研究会) にも従事。主な著作に、『ハームリダクションとは何か──薬物問題に対する、あるひとつの社会的選択』(松本俊彦、上岡陽江と編著、中外医学社、2017年) などがある。

1 はじめに —— 匿名の当事者の語り

「専門家によると、私は大麻の依存症／使用障害というものに当てはまりません。自分でもそう思います。だからといって、大麻が無害だとは思っていません。有害性があることを理解しているし、自覚しています。誰かに大麻を勧める考えはまったくありません。

　私が大麻で逮捕されたらどうなるのかと想像しました。いろんな疑問が頭に浮かびます。私が犯した罪はどれくらい重いとみなされるのでしょうか。どのような罰を受けるのが妥当なのでしょうか。刑罰だけじゃなくて、治療も必要だと言う話もよく聞きます。私には治療が必要でしょうか。私の暮らしはとくにひどくなっていません。

　それでも、私は裁判のために医療機関やどこかで治療・回復のプ

ログラムを訪ねるかもしれません。少しでも重い刑罰を軽くできれ
ばと思うからです。望んでいるのは治療そのものではなくて、治療
を受けているという態度で刑が軽くなることです。だから、治療に
あたってくださる方には、正直なところ申し訳ない気持ちになりま
す。私には必要ないです、と言われたほうが、誠実に対応されたと
思えるかもしれません。スタッフの方には、ありがたいような、心
苦しいような複雑な気持ちになります。

　裁判の結果、刑の一貫で治療的なプログラムを受けるよう命じら
れたとしたら、とも想像します。何かのプログラムに参加しなけれ
ばいけなくなるでしょうか。薬物検査もあるのでしょうか。私はきっ
とおとなしくして、相手が気にいるようなことを言って、その時間
が過ぎ去るのを待つでしょう。これは私のために、ではなくて、私
がしたことのために、起きていることなのだと割り切るしかありま
せん。

　もしそのプログラムは本当に私に必要ですかと尋ねたら、私の健
康や生活状況ならこれが最適なのでお勧めします、という答えには
ならないと思えます。罪を犯したのだから仕方がないでしょう、と
いうこと以上の返答を想像できません。罰として薬物検査と面接を
してあなたを監視しています、と言われたほうが、そこまでするの
と思いながらも、けれど、説明としては正直なのだろうと思えます。

　違法行為をしたことに対して、それに相応する責任を私は引き受
けます。ただ、きちんとした診断も受けずに治療的なプログラムへ
参加させられることが、ふさわしい責任のとり方なのかどうかにつ
いて、まじめに疑問を抱いています。こう考える私は不誠実なので
しょうか」。

　この語りは、私が活動する NYAN（日本薬物政策アドボカシーネットワー

ク）において、大麻使用の当事者の声をまとめたものである[1]。あくまで個人的な意見であり、大麻を吸う人たち、かつて吸っていた人たちを代表するものではない。それでも、問題提起をするにあたり当事者の声を尊重したい。この語りは国連の動きと日本の大麻対策に非常に関係が深い。

2 どうして国連は大麻を犯罪とするのか？

(1) はじめての国連

2016年3月、私はオーストリアの国連ウィーン事務局に急遽赴くことにした。そこで開催される麻薬委員会 (CND：Commission on Narcotic Drugs) の第59回定年セッションに、NGO（市民社会）の立場で参加するためだ。CND は、53カ国で構成され、世界の薬物対策について調整したり、国際的な薬物規制の強化策を提案したりする[2]。その翌月、ニューヨークの国連本部で実に18年ぶりに、国連麻薬特別総会 (UNGASS) が開催される。そこに参加することがすでに決まっていたため、直前に開かれるこの CND にも出ておきたいと考えた。

この時期は、NYAN が本格的に活動を開始して間もない時だった。その1年半ほど前から、国際的なファンドから支援を受け始めた。インドで2週間に及ぶ薬物政策と健康・人権に関する研修や、マレーシアでの国際学会などに参加し、アジア諸国で活動する人たちと親しくなった。

CND には各国政府の代表団だけではなく、NGO で活動する人たちも多く参加していた。薬物使用がある当事者の団体、人権団体、政策提言のための団体やそうした活動を取り上げる市民メディアなど、幅広い分野の人たちが来ていた。あの（厳罰政策の）日本から来

るなんて、ということでとても珍しがられ、歓迎された。そのおかげであっという間に人脈も広がった。アジアの仲間との再会もあり、連日朝から晩まで話すことが止まらなかった。初めて参加した私には、何もかもが新しい学びの場となった。

(2) 国連の対策は条約に基づく

　世界の薬物対策について学ぶとき、最初に習うのはなぜ世界中の多くの国が薬物（大麻も）を厳しく取り締まるのか、取り締まってきたのか、ということだ。犯罪とみなされ、重い罰則が与えられたりするその土台には、3つの条約がある。国際的な薬物対策の基盤になっている薬物関連条約である。条約とは「1961年の麻薬に関する単一条約（以下、麻薬単一条約）」、「向精神薬に関する条約」そして「麻薬及び向精神薬の不正取引の防止に関する国際連合条約」の3つであり、日本はすべてに批准している。

　これらの条約では、どんな薬物を規制するべきかリストアップされている。大麻もその一つだ。該当する薬物の生産、製造、輸出、輸入、分配、取引、使用及び所持について、原則的には医療上及び学術上の目的に制限しようとしている。そして、乱用のリスク、医療上の有用性などに応じて薬物をグループ分けし、そのグループによって異なる統制レベルが設けられている[3]

(3) 大麻に関する条約の修正

　大麻に関しては、大麻及び大麻樹脂が、麻薬単一条約の附表Ⅰというグループに割り当てられている[4]。このグループは、「乱用のおそれがあり、悪影響を及ぼす物質」[5]と評価された薬物が属している。大麻と大麻樹脂は、以前は附表Ⅳのグループにも属していた。そちらは「（附表）Ⅰの中でも特に危険で、医療上の有用性がない物質」[6]

のグループなのだが、つい最近、このグループからは除外された。「海外の一部の国で、大麻から製造された医薬品に医療上の有用性が認められた」[7]からである。

条約における大麻のこのカテゴリー修正は、2020年12月に開催されたCNDにて決まったばかりだ。長年に渡る議論のなかで、ついに修正することになった。附表ⅠとⅣの両方に属していたのが、附表Ⅰだけとなった。なお、この附表Ⅰのグループとは、ヘロインやコカインなどと同様にもっとも強く統制するべきレベルに位置する。

つまり、大麻の医療上の有用性は認めるが、薬物としては引き続き最も強く統制しないといけないということだ。こうして条約上の大麻の取り扱いについていったんの決着がついたのだが、この結果に対する捉え方はさまざまだ。

医療上の有用性が認められ、附表Ⅳから除外となったことに懸念を示す国も複数あり、日本は、「大麻の規制が緩和されたとの誤解を招き、大麻の乱用を助長」しかねない、と捉えている[8]。他方、医療上の有用性が認められるのだから、附表Ⅳからの除外だけではなく、統制レベルが最も強い附表Ⅰから、下位のグループに落とすべきでは、という声もあった[9]。だからこの結果は、政治的なバランスをとったと見なされたとしても仕方がない。ただ、これは大麻に限らない。世界の薬物対策においてよくあることだ。

3 日本における大麻対策の動向

(1) 政府の検討会

2021年に入り、政府は大麻対策のあり方をめぐり、専門家による検討会議を重ねた[10]。とりまとめられた報告書では、「他の薬物

法規と同様、大麻の使用に対し罰則を科すことが必要」[11]という方向性が打ち出された。これにより既存の薬物事犯者に対する司法介入を踏襲する何かがデザインされると想定される。

(2) 薬物使用者への司法介入

現在の対策では、薬物事犯者が地域社会で暮らすなかで、保護観察所や麻薬取締部といった司法当局（とその関連機関）による介入を受けることがある。定期的に薬物検査を強制され、違法の薬物を使用していないかチェックされることもある。もし検査結果が陽性（使用反応があった）となれば逮捕され得る。同時に、再使用防止プログラムという教育的な関わりもある。これは、薬物依存症の治療のための有効な手段の一つである、認知行動療法を取り入れた治療的なワークである。これらは教育・指導・支援などの用語で表現されることがあるが、当事者にとっては、本人のためではなく、司法による強制的な介入と思えるものになっている[12]。

大麻に関する対策といっても、合法化から、医療目的の使用、大麻の生産など、幅広い。娯楽使用の合法化をめぐる議論も重要なことである。ただ、地域で薬物使用がある人の健康や暮らしを支援する活動に従事している私にとって、現時点で強く関心を寄せるのは、大麻使用罪ができて、その結果、何が起きるかということだ。

そのため、これより先は、こうした対策を国連の動きに照らして考察していきたい。

4 国連が推奨すること

(1) 刑事司法はどう関わるべきか

薬物に関して国連のなかで中心的に取り組む機関は、国連薬物・

犯罪事務所 (UNDOC) である。そこで UNODC が薬物の対策として、何を推奨しているのかに着目する。今回取り上げるのは、「刑事司法制度に接する薬物使用障害がある人の治療とケア:有罪判決や刑罰の代替手段」[13]というものだ。2019年に UNODC と WHO（世界保健機関）が共同で発行した。薬物事犯により刑事司法制度の手続きにのった薬物使用障害がある人に対して、どのような対応が推奨されるかをまとめている。そのなかから日本の取り組みに関連するポイントを簡潔に整理した。

- 個人使用のための所持などで、軽微な性質な場合は、必ずしも有罪判決や刑罰を与える必要はない。

- 薬物を使用する人のうち、薬物使用障害を有する人は1割程度である。薬物使用障害とは、有害な使用[14]または依存症である。

- 刑事司法制度に接する薬物事犯者に対して、使用障害があるかどうか保健の専門家が関わり適切に評価する。

- 使用障害があるならば、有罪判決や刑罰の代替措置として、適切な教育や治療を提供する。

- 使用障害のうち、①有害な使用がある人には、1回または数回程度の簡易的な介入で十分な場合があり、②依存症がある人に対しては治療につなげることができる。

- 治療は、刑事司法制度につながっていない人と同じように、強制されることなく、効果が実証され、本人の状況に適している内容のものを、インフォームド・コンセントを得たうえで、本人が利用する。

- 代替措置としての治療で、断薬が実現しなかった、プログラムに不参加となった場合でも、自動的に代替前の有罪判決や刑罰を与えるような、あるいはより負担が重くなるような対応をしない。使う頻度や使用量が下がった点などにも着目することができる。

- こうした措置は薬物関連条約に合致するものである。

(2) 司法と保健の協働

　注目するのは、これが司法当局と保健当局の連携のためのガイドラインであるということだ。

　これまでに薬物に関連する国連の会議に5回程度、NGOの立場で参加したことがある。そこで目の当たりにしたのは、非常に大まかな分類であるが、司法と保健の各国代表の複雑なバランスだった。薬物問題は幅広く、個人の使用、予防、治療や公衆衛生などに伴う問題もあれば、製造、流通、販売などに伴う問題もある。だから、国の代表にしても、司法と保健のどの分野から代表が来てもおかしくない。そして、薬物の使用（需要）に関する取り組みのバランスが、より司法が強いのか保健が強いのか、特色が異なる。前述の大麻のカテゴリーをめぐる採択においても、それが伺い知れる[15]。

　ただし、これは国連に限らない。薬物に対して語る際に、司法と保健など専門分野の異なる人たちが一緒になることはよくある。

　ガイドラインは司法と保健の協働と説明しているが、実質的には司法より保健サイドのバランスを高めていくことへの要請と読み取れる。逮捕されていなければ、その人が地域で自分に合った個別の支援・サービスを選択し、自発的に受けられるのに、刑事司法が関わるとその権利が侵害されることが問題視されている。

(3) ベストモデルではなく最低基準

　このガイドラインはベストモデルではなく、最低基準であるとも読み取れる。最低でもこのレベルでやりましょうというものだ。例えば、薬物問題にも関係が深いもので、「非拘禁措置に関する国連最低基準規則（東京ルールズ）」[16]というのがある。国連にはこのようにはっきりと最低基準と書かれている規則もある。

　実際に薬物対策における保健・人権の先進国は、ガイドライン以

上のことをすでに実践し、成果を出している。例えば非犯罪化政策などである。それに対して、国連がやりすぎだと言うことはないし、条約に反するという話にもならない。

　一方で問題なのは、人権を軽視している薬物対策を実践している国である。そうした国はやり方（厳罰主義）を変えることをなかなかしない。だから、国連は最低基準を示すことで、働きかけるしかないのだろう。

　私が出会う世界の NGO の間では、このようなガイドラインがいくら最低基準レベルといえども、なお UNODC は厳罰的な国へ忖度している、という批判的な捉え方をしている。世界のなかには、人権侵害的な刑事司法の介入により、命を奪われている人たちがいるという現実がある。また、UNODC が当事者たちを含む市民社会の参加をそれほど積極的に受け入れてきていない、という姿勢に対する批判もある[17]。

　なお、本文では国連や日本の対策について、成人を想定して論じている。ただ、大麻使用罪は子ども／未成年にも大きく影響を及ぼすことなので、子どもの権利保護等のために別にしっかりと議論されることが必須である[18]。

5 ガイドラインから見える日本の対策のあり方

(1) 厳罰は推奨されていない

　日本の対策がガイドラインを満たしているか否かは明白であろう。大麻使用罪をつくること、（大麻に限らず）薬物の使用やそのための所持などを有罪にして重い刑罰を与えること、そして監視したり治療を強制したりすることなどは、どれも条約で義務付けられているわけではない。薬物に健康上の有害性があっても（だからこそ）、

有罪判決や刑罰を与えることがむしろ有害になるということだ。

（2）非犯罪化＝合法化という不的確な認識

　混同されやすいが、非犯罪化（非刑罰化）と合法化はまったく異なる[19]。

　前述の検討会では、大麻の使用罪がないことに関する資料として、他国の娯楽使用の合法化が引き合いにだされていた[20]。一方では「使用罪がない＝合法化」は誤解だと念押ししながら、他方では合法化した国に関する資料が用意されていた。合法化の議論は大麻を事業化することも伴うものであり、使用罪がないということとかけ離れている。日本の大麻取締法のなかに使用罪（だけ）がないのは、使用については犯罪になっていない、刑罰が科されていないという状態である。

　その検討会のとりまとめ報告書において、大麻の娯楽使用を合法化した国に対して、INCB（国連麻薬統制委員会）は、条約に違反すると表明したことが記載されている[21]。ところが、このINCBは非犯罪化に対しては条約違反と表明していないし、むしろ、軽微な薬物犯罪に対する有罪判決や刑罰の代替手段を含む対策が、いまだ十分に活用されていないことに警鐘を鳴らしているのだ[22]。

　つまり、日本の対策は国連から見ても、推奨できない性質のものと言える。にもかかわらず今日のような対策があるのは、現状が成果をあげているという認識があるからだろう。政府だけではなく、社会でも多くの人が日本の薬物対策はうまくいっていると捉えていても不思議ではない。これは厳罰主義を貫き通す国に共通しているように思える。うまくいっている、と捉える事象の背景に共通するのは、厳罰により違反者を徹底的に“排除”していることだ。日本は排除をまったくしていない、と捉える人は果たしてどのくらいい

るのだろうか。ただ誰も「排除しているからうまくいっている」とは声高に言わない。

(3) 日本の司法サイドと保健サイド

　日本の薬物対策の中枢は、厚生労働省の監視指導・麻薬対策課であり、実質的には司法サイドである。ここは麻薬取締部を管轄している。麻薬取締部の使命は乱用者を排除することと明示されている[23]。一方で、保健サイドに位置するのが、同省内の精神・障害保健課依存症対策推進室となる。こちらは薬物だけではなく、アルコール依存やギャンブル依存なども担当している。

　CND などの国連会議においては、日本は司法サイドに位置する監視指導・麻薬対策課が中心になって審議に臨んでいる。そのことは大麻のカテゴリー修正に関する採択での日本の立ち位置からも読み取れるだろう[24]。

　司法サイドはルール違反させないことがより重要になる。社会にとって必須な視点であることに間違いはない。組織的な犯罪の取り締まりなど、重大な使命を負っている。ただ、個人レベルの薬物問題においては、ある（違法な）物質を、人が体内に自発的に取り入れることは、加害行為ではないし被害者もいない。だから有罪判決や刑罰が不要と国連が推奨したり、非犯罪化したりする国があることは十分に納得できる。

　ルール違反だから使うのをやめさせようとする司法の関わりは、その効果の測定がルールを違反していないかどうかに集約されやすい。一方で、地域保健で関わる場合は、本人や家族をはじめ周囲の人の健康や生活状態が改善したかどうかで測定できる。

　違法の薬物の使用が止まった。けれど、リストカットすることが増えた、飲酒量が増大した、DV が増えた、メンタルヘルスが悪化

した、そして最悪の事態として、重度のうつ症状で自死するということもあり得る。使用が止まった（再犯しなくなった）かどうかで評価することがどれほど大事な指標なのか、と疑問を抱かずにはいられない。そこに司法の限界が見える。地域の保健・福祉・医療や生活支援で関わったほうが、命を守ることができる。

(4) 地域の親切な支援のさらなる発展

　地域の保健分野で活動する立場としては、厚生労働省の精神・障害保健課の活動がさらに発展していってほしいと願う。薬物使用がある人には多様な関わり方ができる。依存がなければ依存症の治療や回復は必要ないし、使用していても依存症にならないよう予防的な関わりができる。また依存症であるなら、認知行動療法以外にもさまざまなプログラムがある。一人ひとりが自分で適したものを選んでいいはずだ。何かを強制したり薬物検査で追い込んだりする必要性は見当たらない。精神症状が極度に悪化しているような場合は、医療で保護をすることもできる。

　実際に、薬物使用がある人への支援に関わるなかで、厚生労働省が管轄するさまざまなセクションの現場（地域）の人たちに、本当にお世話になる。福祉保健分野だけでも、生活福祉、児童福祉、障害者福祉、女性相談、子育て支援など幅広い。クスリの使用がとまらないときでも、通報することなく、本人と伴走しながら、どうしたら生き延びることができるか、一緒になって悩み考え、本人の利益を最優先にして関わってくれる福祉保健サービスに、命を助けられた人もいる[25]。やめるかやめないかよりも、健康や暮らしやすさに着目すること（ハームリダクション）が実践可能だ。

6 おわりに —— いまできること

　今の日本では、依存症から回復した人（断薬している人）たちが声を
あげている。心から敬服する。同時に、薬物を使用する人の約9割
は依存症ではないし、依存症があって使用が続いている人たちも多
くいる。しかしこうした人たちの声はまず聞き入れてもらえない。
現在進行形で"使用"があるからだ。NYANはこのような当事者た
ちともつながり、声をあげるために活動している。ネットワークを
通じて、有罪判決や刑罰に代替し、治療を強制しない対策（国際的に
効果が実証されている対策に基づくもの）を導入するように政府に要望書を
提出した[26]。

　2021年の夏には、薬物を使っていると安心して話せるサービス
の立ち上げをサポートした（ハームリダクション東京[27]）。そこでは本人
の健康と暮らしのサポートもおこなっている。クスリが止まらない
けれど誰にも話すことができない、大麻を吸うことがあるけど
ちょっと心配もある、こういったことが当たり前に地域のなかで相
談できるような関わり方を、工夫してデザインできる。そうなれば、
より多くの人が暮らしやすくなるし、生き延びられる。文頭のよう
な当事者の語りへ、思いを寄せる人が増える社会に変わることを願
う。地域での親切な支援がさらに豊かになるために、私ができるこ
とに精一杯努めたい。

・・・

1　複数のものをあわせ、語りとして加工・合成した架空のものである。全文は
　NYANのウェブサイト内に公開予定（2021年12月現在）。

2　国際連合広報センター https://www.unic.or.jp/activities/economic_social_
　development/social_development/crime_drug_terrorism/drugcontrol/
　（最終閲覧日：2021年9月5日）。

3 　条約については外務省のウェブサイトにて閲覧できる。https://www.mofa.go.jp/mofaj/gaiko/mayaku/index.html（最終閲覧日：2021年9月5日）。

4 　THCなど向精神薬条約に属しているものもある。CBDは条約にリストアップされていない。

5 　厚生労働省 大麻等の薬物対策のあり方検討会（2021年1月20日）〈第1回資料〉より https://www.mhlw.go.jp/content/11121000/000723426.pdf（最終閲覧日：2021年9月5日）。

6 　前掲注5と同じ。

7 　前掲注5と同じ。

8 　前掲注5と同じ。

9 　古藤吾郎「国連は大麻をどのように規制するか」精神科治療学 35（1）（2020年）91-97頁。

10 　厚労省 大麻等の薬物対策のあり方検討会 https://www.mhlw.go.jp/stf/shingi/other-syokuhin_436610_00005.html（最終閲覧日：2021年9月5日）。

11 　厚労省 大麻等の薬物対策のあり方検討会とりまとめ〜今後の大麻等の薬物対策のあり方に関する基本的な方向について〜 https://www.mhlw.go.jp/content/11121000/000796820.pdf（最終閲覧日：2021年9月5日）。

12 　本章文頭の「当事者の語り」より。

13 　国連薬物・犯罪事務所（UNODC）、世界保健機関（WHO）"Treatment and care for people with drug use disorders in contact with the criminal justice system：Alternatives to Conviction or Punishment"（2019）。https://www.unodc.org/documents/UNODC_WHO_Alternatives_to_conviction_or_punishment_ENG.pdf（最終閲覧日：2021年9月5日）。

14 　有害な使用は例えば、注射器を共有して使用するなどである（依存しているとは限らない）。

15 　前掲注5と同じ。

16 　特定非営利活動法人 CrimeInfo が運営するウェブサイトに日本語仮訳が掲載されている。https://www.crimeinfo.jp/wp-content/uploads/2020/05/Tokyo-Rules.pdf（最終閲覧日：2021年9月5日）。

17 　International Drug Policy Consortium（IDPC）"Turning the tide：Growth, visibility and impact of the civil society drug policy reform movement at the UN"（2021）．http://fileserver.idpc.net/library/Turning_the_Tide.pdf（最終閲覧日：2021年9月5日）。

18 「児童の権利に関する条約」第33条では、締約国は未成年を麻薬等の使用から保護するためのあらゆる適当な措置をとることが明記されている。

19 非犯罪化と合法化の違いについてはこちらを参照いただければ幸いである。松本俊彦＝古藤吾郎＝上岡陽江編著『ハームリダクションとは何か：薬物問題に対する、あるひとつの社会的選択』（中外医学社、2017年）2–17頁。

20 前掲注5と同じ。

21 前掲注5及び11と同じ。

22 INCB "State responses to drug-related criminality" https://www.incb.org/documents/News/Alerts/Alert12_on_Convention_Implementation_June_2019.pdf（最終閲覧日：2021年9月5日）。

23 厚生労働省 地方厚生局 麻薬取締部「使命と役割」https://www.ncd.mhlw.go.jp/shimei.html（最終閲覧日：2021年9月5日）。

24 前掲注5と同じ。

25 厚生労働省「Approaching the essence －「社会のリアル」に学ぶ－」https://www.mhlw.go.jp/stf/houdou_kouhou/kouhou_shuppan/magazine/202106_00004.html（最終閲覧日：2021年12月15日）。

26 NYAN──日本薬物政策アドボカシーネットワーク「厚生労働省に要望書を提出 大麻使用罪で子どもたちが相談できない社会に」https://nyan-jp.net/letter_moh_210527/（最終閲覧日：2021年9月5日）。

27 ハームリダクション東京 https://hrtokyo.net/（最終閲覧日：2021年9月5日）。

第 **3** 部

大麻論争と
「えんたく」から
見えてきたもの

第**1**章
「えんたく」
の実施
と効果

大麻論争と「えんたく」の意義

土山希美枝 法政大学法学部教授

つちやま・きみえ　1971年、北海道芦別市生まれ。2000年、法政大学大学院社会科学研究科政治学専攻博士課程修了。2001年、龍谷大学法学部に着任。政策学部教授を経て、2021年から法政大学法学部教授。博士（政治学）。専門分野は、公共政策、地方自治、日本政治。主な著書に『質問力で高める議員力・議会力』（中央文化社、2019年）、『「質問力」でつくる政策議会』（公人の友社、2017年）、『高度成長期「都市政策」の政治過程』（日本評論社、2007年）などがある。

1 政策課題の共有と〈争点〉化

あらゆる社会課題の改革は、少数者の問題提起から始まる。

わたしたちは、こんにち、〈政策・制度〉のネットワークがあってはじめて日々をいとなむことができる社会「都市型社会」（松下1991:3-6）に生きている。ひとびとは、多様で相互に異質で、そのひとびとの巨大な集合のなかではひとりはあまりに小さく感じられる。政治や政策は自分から遠く、かかわりのあることではないようだ。

だが、ひとりひとりの「生きづらさ」が、個人の領域で閉ざされず、自分ひとりでは解決が難しい課題で、社会の構造やそれをうみだす現在の〈政策・制度〉にかかわる課題であれば、ひとは、〈政策・制度〉ネットワークにかかわる主体とならざるをえない（松下1991:87-90）。好むと好まざるとにかかわらず、必要として、ならざるをえ

ないのである。

　わたしたちのくらしは〈政策・制度〉のネットワークの存在を前提になりたっているが、それはできあがった完全なものではなく、現在の〈政策・制度〉ネットワークでは掬われていない課題、零れている対策がある。それは、ひとびとからみれば、それぞれのいとなみで起こる、生きづらさ、難しさとして存在する。〈政策・制度〉で支えられていない、つまり対策されていない課題は、ひとのいとなみのなかで無限にうまれつづけるといっていい。

　〈政策・制度〉ネットワークは、無限の政策課題にたいして、都市型社会でひとのいとなみが続く限り、永続的に変革され続ける「必要」を内包して、いま、そこにある。

　ひとがそのいとなみで直面する課題が、ひとりでは解決できない、〈政策・制度〉にかかわる課題であり、その状況をなんとかしようとするなら、それは〈政策・制度〉とネットワークになんらかの変化をもたらそうとするとりくみとなる。いいかえれば、その当人が意識しているいないにかかわらず、公共課題にたいし政策主体として活動するということになる。

　このとき、留意されるべきは、〈政策・制度〉ネットワークとは、国や自治体がおこなう事業などの「政府政策」に限らないということだ。都市型社会において拡大・深化した〈政策・制度〉ネットワークをみれば、公共政策の主体は市民社会セクター、市場セクター、政府セクターの3セクターに大別され、政府政策とは、国や自治体による事業など「政府政策」は公共政策の一部分にとどまる。公共課題のうち、国や自治体つまり政府がとりくむべきとされ、議会による議決に代表される一定の手続きをへた政策なのだ。

　政府政策は、ひとびとから集約した資源が有限である以上、その地域のひとびとにとって「必要不可欠（ミニマム）」な〈政策・制度〉

の整備にとどまる[1]。したがって、ひとびとのいとなみであらわれる課題に政府政策ですべて対応できるはずはない。また、ある課題が認知され「一定の手続き」をへて政府政策となるには、時間がかかる。政府セクターの政策は、決定されれば、税などの資源が投入され、地域全体で実施される〈政策・制度〉となるが、あたらしい課題に柔軟に対応することは得意ではない。

　公共課題は、まさに、ひとびとの日々のくらしといういとなみで生まれつづける。〈政策・制度〉が不在の、あるいはあっても十分に対応できていない課題とその状況に直面するのが、当事者（困っているひと）と、その当事者の困難を支える支援者（ほっとけないひと）であり、〈政策・制度〉ネットワークに課題を提起する少数者としてあらわれる。〈政策・制度〉の課題は、かならず、その当事者と支援者という少数者による提起によって社会にあらわれるのである。ある課題が公共政策によって対応される状況の実現をめざすものにとって、「当事者と支援者」を拡大していくことは、その課題のとりくみのあらゆる段階で常に必要なことになる。「当事者と支援者」の拡大[2]は、課題の認知の拡大であり、認知の拡大は〈政策・制度〉ネットワークにおける、担い手の拡大実体としての多様なとりくみの展開とそれを支える。

　そうしたとりくみの一部は、一定の手続きを経て、政府政策になることもある。当然、「当事者と支援者」が、課題にたいする政府政策による対応を訴えて活動することもあるだろう。政策課題は必ずしもひとつの対策、とりくみ、事業によって解決できるとは限らない。また、政府政策となっても、「当事者と支援者」が期待した〈政策・制度〉ではない場合、期待した効果がでない場合もある。その場合は、あらたな政府政策による対応を提起するか、市民じしんが〈政策・制度〉を整備する主体となるか、いずれにしても、都市型

社会におけるひとびとの自治[3]として、〈政策・制度〉の整備をめぐる、課題解決をめざす「当事者と支援者」の活動といえる。

このように、こんにちの都市型社会では、〈政策・制度〉の課題はひとびとのいとなみを現場としてうまれ、その起点では、当事者と支援者は、かならず少数者である。それぞれの課題解決を〈政策・制度〉によってめざすとりくみは、課題に直面する当事者と支援者によって担われ、他の当事者と支援者の拡大をめざしつつ、展開されていくことになる。

ここで、課題の提起と「当事者と支援者」の拡大を考えるとき、ふたつの特徴を指摘しておこう。

ひとつには、「当事者と支援者」の拡大は、ひとびとの発意、自発性によるものであり、強制はできないということである。支援者のうち課題への関与がもっとも薄いのは「その課題があることを認知している（課題であることを否定せず、その課題の解決を肯定する）」者であろうが、それでも、認知するしないは本人の任意である。

もうひとつは、受け入れられやすい課題つまり「当事者と支援者」を拡大しやすい課題とそうではない課題があるということである。課題をめぐる情報がその課題の認知にかかわってくることは当然のことだ。どのような情報に触れてきたか、触れてこなかったかは、課題によってもひとによっても異なる。しかしもし、社会のなかでその課題をめぐる情報がほとんどなかった場合、あるいは、情報があっても偏見や誤解を増長する情報が満ちていた場合には、課題の認知は難しくなるだろうし、感覚的な倫理規範への親和性によってもそれは左右されうる[4]。

たとえば、本書が扱う大麻や、違法薬物への依存の問題については、「ダメ。ゼッタイ。」のように使用の事実だけに焦点をあててそ

の背景や構造についての思考を停止して善悪を断じるスローガンが広範に浸透することで、依存の背景や構造や回復についての理解また支援を得ることを難しくしてしまっていることが理解できるだろう。

そのため、課題をめぐる「当事者と支援者」の拡大には、課題についての良質な情報とそれをふまえた課題への共感を、ひとびとの自発性を前提につちかっていくことが必要であり、社会のなかで誤解や偏見、無理解が広がっているような課題についてはなおさら、「良質な情報」と「課題への共感」を増やしていくことが戦略として重要になる。

課題共有型円卓会議「えんたく」は、その戦略に応えるすぐれた話し合い形式であることから、実践が積み重ねられてきたといえる。2021年6月20日の「大麻論争とダイバーシティー（多様性）：薬物使用は、犯罪か？ 〜使用罪は、何を奪おうとしているのか？」(以下、大麻えんたく)[5] もその積み重ねの一つであり、オンラインで開催された。この「えんたく」の内容については第3部第3章で扱われているが、本稿では、この話し合い形式のしくみと効果、このテーマがもつ意味について、考察をまとめておきたい。

2 課題共有型円卓会議「えんたく」

(1) ATA-Net と回復支援のための「えんたく」

「多様化する嗜癖・嗜虐行動からの回復を支援するネットワーク（以下 ATA-Net)[6] では、回復とその支援において話し合いがもつ機能を重要視し、「えんたく」と名づけ、その役割を分類している。

「えんたく」という名称は、円卓会議からきている。参加者間に「上もなければ下もない。始まりもなければ終わりもない」(藤岡 2015)

関係ですすむ話し合いが、回復をのぞむ当事者とその支援者にとって有効で重要な機会であることを、実践を重ねてATA-Netで理論化し、スキームとした。大麻えんたくで使ったのは「えんたくC」とよばれる課題共有型円卓会議だが、その位置付けと機能を整理するために、ATA-Netでの「えんたく」の概略を紹介しておこう。

嗜癖嗜虐、物質や行動への依存からの回復には、依存が「孤独の病」といわれることが逆に示唆しているように、「話し合い」が多面的な機能をもつことが確認されてきた。これまで依存していたものに依存せず暮らしていくということは、ある意味、「あたらしい生き方」の獲得となる。それは、当事者の内発的な変化を必要とすることで、簡単なことではない。さらに、当事者だけでなく、回復を支える環境の形成という、やはり簡単ではないことが必要だ。それを支えるひとつが「話し合い」である。支えるひとつではあるが、これまで理解されていた以上に、重要な機能を持っているとATA-Netではとらえている。

もちろん、発話する機会ならなんでもよいというわけではない。依存からの回復を支援する「話し合い」である「えんたく」は目的によってA、B、Cの3類型に整理できる。

Aは「Addict」。当事者を中心とした当事者どうしの話し合いで、たとえばNAやダルクのミーティングのように、依存やその背景、感じるところを率直に発話し、それによって、当事者が回復をめざす気持ちや主体性に力を得るための話し合いである。

Bは「Bond」。依存をめぐっては、依存症を抱える本人だけでなく、家族、友人、知人も重要な関係者となる。また、その関係も多様である。本人の依存が家族それぞれに与える影響から言えば、家族は当事者とみることもできよう。また、医療、司法、福祉などの分野の専門家や支援者も存在する。これら専門家や支援者、たとえ

ば医師、保護司や民生員、センターの職員にとっては、依存症の当事者は区切られた期間や時間や立場でかかわるクライアントとみることもできる。しかし、依存からの回復はかつて依存した対象に依存しない生き方の再構築であり、本人の主体性とそれを支えつつ、「暮らし」の再構築にむけた総合的な支援が期待される。それぞれの専門や立場で分断され閉ざされたかかわりではなく、関係者の課題共有や連携がすすみ、回復を支える環境が鳥瞰できるような、関係性を醸成することは、話し合いがなくてはできない。

　Ｃは「Connect」。依存をめぐっては、すでにあげた違法薬物依存などにあげられるように、違法薬物を使用したという行為そのもので「スティグマ」がつけられて偏見の対象となり、回復や回復を目指すとりくみ自体に理解が乏しいことが少なくない。依存からの回復にたいする立ち位置はそれぞれの意思により自由であるとしても、その位置どりの前提にある情報がより多面的、客観的、理性的であることが期待される。また、「みずから」考え発話することが、その立ち位置を自発的に検証することになる。それはまた、課題にたいする理解と共感をつちかうことにつながろう。「大麻えんたく」は、この、社会のさまざまなひとびとと、課題にたいする理解と共感をひろげる「えんたくＣ」、「課題共有型円卓会議」として実施したものである。

(2) えんたくＣの起源と機能

　ATA-Net のえんたくＣは、みらいファンド沖縄の「沖縄式地域円卓会議」[7] を起源としている。「課題共有型」という呼称は、筆者が2012年に円卓会議の取材[8]とその後のインタビューをへて、沖縄式地域円卓会議という手法のもつ大きな特徴が「課題共有」機能の発揮であることから用いた（土山 2014）。

政治や政策をめぐる「円卓会議」は、通常、そのテーマになんらかの権限をもつ利害関係者が集まり、突破口や妥協点を調整する、「課題解決」をめざす。しかし、課題共有型円卓会議は、そのテーマ（課題）に重要な情報や知見をもつ登壇者が、話題提供者からの問いかけに応じるかたちで、それぞれの情報や知見を話題提供者と参観者の前で披歴していく。話題提供者も、登壇者も、参観者も、自分にとって未知の多面的な情報や知見によって課題をとらえなおしていくことができる。そのことで、平面的に見えていた課題が立体的に再構成されることになる。その情報、考察の機会を共有し、課題が共有されることが、課題共有型円卓会議の目的といえる。

　課題共有型円卓会議は、大きくみて前半と後半に分かれており、前半では登壇者がもつ情報や知見の「事実（fact）」部分が中心になり、テーマをめぐる濃密な「事実の共有」が参観者にも示され、そのうえで前半と後半の間に参加者どうしの「3人1組の意見交換」が用意されている。この意見交換の時間が、円卓会議のテーマ（課題）にたいして、良質な情報をふまえ、「自分はどう受け止めどう考えたか」を発話しあう対話の機会となり、テーマ（課題）にたいする「みずから」の関心を高め、後半の議論への興味を高めることになる。テーマ（課題）について、ひとつの結論や期待される解答を用意して誘導するわけではなく、登壇者のテーマ（課題）にたいする立場も異なっている。また、沖縄式地域円卓でも、課題共有型円卓会議・「えんたくＣ」でも重視されているのは、資料を読むのではなく肉声で語ること、それを議事録型ファシリティグラフィック（図1）で可視化することだ。語りに耳を傾け、しかしその内容も文字として確認し共有できる。課題共有型円卓会議は、得た情報や知見をふまえて「自分はどう考えるか」を発話し考察する機会となり、結果として、課題への理解と、誘導ではない、参加者の課題にたいする内発的な

共感の可能性をひらく話し合い形式といえる（土山 2014）。

　ATA-Net では、まず、依存をめぐる誤解や偏見をこえ、回復を望む当事者への理解をひろげるため、また ATA-Net や回復支援の実践者の知見を共有するために、2018年、みらいファンド沖縄の平良斗星氏に学び課題共有型円卓会議の手法をあらためて研究した。その過程で、ATA-Net のメンバーが実践してきたさまざまな「回復を支える話し合い」形式が、当事者の主体性を尊重し、支え、「上もなく下もなく、始まりもなく終わりもない」円卓あるいはサークルでの対話であることを再認識し、回復を支援する話し合いの機能ふまえ前述の A、B、C3 類型の「えんたく」として編成した。

(3) えんたく C をオンラインで開催する

　えんたくは、コロナ禍以前には当然に直接対面によりおこなわれていた。論点提供者が示したテーマ（課題）にたいして、登壇者が活動や知見を基盤とした「事実（fact）」をその場で語って示していき、参加者はそれに耳を傾け、ついで3人1組で話し合う。その過程で会場には独特の「熱気」がうまれ、思わぬ発言や展開「プチミラクル」を招く力にもなる。これをオンラインで再現することは難しく感じられた。しかし一方で、オンラインでは、遠隔地から貴重な証言を提供する登壇者や、参加者の時間や地域など参加に必要な条件が下がることもよく理解されている。対面の代替というよりも、オンラインの利点を生かすことをめざし、対話の機会を構成した。

　テーマの練り上げと登壇者の構成は、えんたく C の成否を直接に左右するきわめて重要な作業である。テーマ（課題）は、多面的にとらえ、かつ、実りある話し合いにするため、できるだけ具体化する。また、「美しいひとつの結論」や「解答」に誘導しないためにも、登壇者の構成や提供を依頼する「事実（fact）」について検討する。

今回は、常識と化している偏見をときほぐすことを重視しつつ、しかし偏見の背景にある「大麻使用をめぐる『怖れ』」について、大麻の利用が非犯罪化された地域や社会での大麻利用や依存の状況についても登壇者が触れ、「わが」社会にあてはめた議論をめざした。

　オンラインえんたくの手法を検討するなかで悩ましかった点は、資料の共有である。課題共有型円卓会議では、「肉声の力」（平良氏）を重視し、登壇者の活動や経歴を紹介するスライドは表示するものの、登壇者が用意した資料でプレゼンすることと手元資料を配ることはしなかった。プレゼンや手元資料に「目を落とす」のではなく、肉声に耳を傾けること、ライブで進む話し合いの場である円卓に目をむけることが、話し合われるテーマ（課題）を参観者に近づけることになると考えた。ただし、オンライン会議ツールとしてコロナ禍中いっきに広がったZoomでは、画面共有で資料を提示して説明する方法がひろくとられている。オンラインに限らず、さまざまな場面で登壇者もプレゼン資料をもとに説明することに慣れている。対面でのえんたくでは話し合いの場面を見て登壇者の肉声を聴くことに集中することが重要であることを説明してきたが、オンラインでは、ウェビナーでなければ、参観者がどのような映像を見るかもコントロールできないし、「話し合いの場面」に目をむけ声に耳を傾けているかどうかも、定かではない。

　しかし、前提としては、参加者はZoomの画面で話者の顔を正面で見ていることとなる。対面では背中を見ることが多いが（設営によっては、発話中の登壇者の表情をカメラでとらえその映像をスクリーンに映し出す場合もある）、話者の表情が見えることを利点とした。

　3人1組の対話はZoomのブレイクアウトルーム機能を使うが、対面の場合とはまた異なる「見知らぬひとと話し合う」ことへの抵抗感があることが想定される。安心して話し合うことができ、かつ、

対話が促進されるように工夫した。

　まず、前設定として、ブレイクアウトルーム内での会話が精神的に過剰な負荷となる参加者もありえることから、事前に「3人1組で感想などを意見交換する時間がある」ことと、当日、運営スタッフへの申し出があればブレイクアウトルームを割り振らないことを明示していた。対面でもそれに類する対応をするが、事前の告知を確認した参観者は、熱量のあがる会場の雰囲気に支えられ強い抵抗感を感じることなく参加できることが多い。しかしオンラインでは事前に告知してあってもブレイクアウトルームの開始とともに「離脱」する参観者も少なくなく、ブレイクアウトルームの設定や離脱されたあとの人数調整に苦心することがある。「3人1組での対話」は、「えんたくC」の課題共有機能にとってきわめて重要だが、そうだとしても、離脱の自由は認められるべきであり、だからこそ、事前の周知や離脱の選択肢を示すことで、運営側としては想定外の離脱を少なくし、参観者じしんの参加のしやすさを担保する必要がある。なお、一人当たりの発話時間に影響するが、1ルームを4名にして、1名が予告なく離脱しても3人1組を確保するという方法もある。それ以上の人数にすると、おそらく、「存在や意向を気にする対象としての他者」が多く、発話に影響すると思われる。そうした設定の上で、「3人1組」での対話にルールを設定する。会話の内容を大麻えんたくの「外」には持ち出さないこと、カメラオンを推奨するが、義務にはしないこと。また、最初にアイスブレイクをかねて1分間自己紹介トークをすることを勧めた。

(4) 大麻えんたくの実施

　これまでに整理してきた課題共有型円卓会議の特性から、大麻また大麻使用罪の創設を議論するにあたって、えんたくCを選択し

たことは当然理解されるだろう。また、オンラインでの開催にあたっては、その特性に配慮した設計に努めたことは前述のとおりである。

刑事罰の対象であり、違法薬物にたいする「ダメ。ゼッタイ。」キャンペーンが浸透したなかで、大麻をめぐる知見を、最新の科学的情報も含めて共有すること、ただし、その存在を社会のなかでどう位置付けるかということについては、方向性のある結論を「答え」として用意することをめざすではなく、多面的に検討しつつ、参観者それぞれが「みずから考え、その立ち位置を選択する」機会とすることをめざすこと。これを大麻えんたくの設計とした。

設定時間は、前後の余裕をみて3.5時間、実際の議論は3時間とした。登壇者は5名、是否でいえば真逆の主張はないものの多様な「事実(fact)」が示される充実した構成となった。

論点提供者として木津川ダルクの加藤武士氏、大麻成分利用をめぐる制度と科学的知見の蓄積について専門家の立場から正高佑志氏、医療など大麻成分の薬効をふまえた利用のありかたについて提言してきた長吉秀夫氏、刑事法・刑事政策の立場から非犯罪化した事例と依存症にたいする懸念への対応について丸山泰弘氏、家族の看取りの経験があり、大麻使用を禁止する立場と薬効をいかした製品を扱う立場の両方を経験している吉田智賀子氏、大麻使用の当事者であり社会的に激しい批判を受けた経験のある高樹沙耶氏。高樹氏は沖縄から、吉田氏については英国からの参加で、「オンラインだからできる」メンバー構成にもなった[9]。使用罪創設についてはいずれの登壇者も否定する立場ではあったが、使用と依存症の関係について社会に根深くある懸念を単に偏見とするのではなく受け止め、使用が依存につながらないための適正な制御(コントロール)のありようを検討した。

前半は、自己紹介をふくめそれぞれの立場から「事実(fact)」が示

されることが中心になる。自己紹介は、単なる紹介だけではなく、登壇者が示すそれぞれの「事実（fact）」にたいし、その背景や検証につながる説明という意味ももつため、肩書きにとどまらずそのテーマについてどうかかわってきたかを含めた内容になる。

　大麻えんたくの登壇者は、それぞれ、違法薬物にたいする社会の苛烈ともいえる否定的な目線のなかで、それにあらがう「事実（fact）」の提示や活動を行なってきた主体であり、その「語る力」が十分に発揮される濃密な時間となった。

　前半をへて、離脱が心配されたブレイクアウトルームは、ほとんどの参観者が参加することとなった。後半では、意見交換が中心になる。チャット欄に投稿された参観者から意見や質問の書き込みから取り上げた論点もあった。具体的な内容については第3部第3章の山口裕貴氏の論稿を参照されたい。また、**図1**のように発話をファシリテーショングラフィックで書きとめ、ライブ議事録として共有した。

3 大麻えんたくの効果

　では大麻えんたくの効果を、アンケートもふまえて確認したい。

　本アンケートは長時間の議論の視聴後に記入を呼びかけたこともあってか、回答者数が14人、うちブレイクアウトルーム参加者が12名であった、定量的な検証ができる数とは言い難いが、まずはその内容を確認しておこう。

　「Q1 本日の『えんたく』に参加されて、テーマについて理解は深まりましたか」は理解（**図2**）、「Q2 本日の『えんたく』に参加されて、テーマにたいする共感（自分にかかわることとしての感覚、自分ゴト感）は高まりましたか」共感を問うもので（**図3**）、4段階で評価を求めたが、

図1 大麻えんたくの記録（ファシリテーショングラフィック）の一部

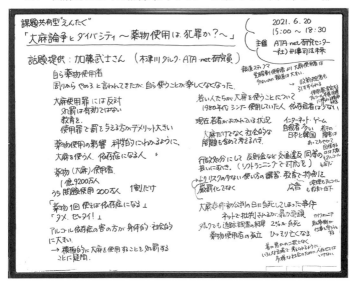

図2 テーマへの理解が深まったか（大麻えんたく）

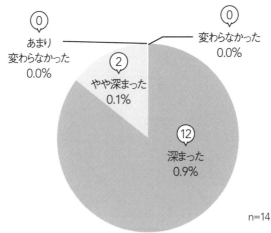

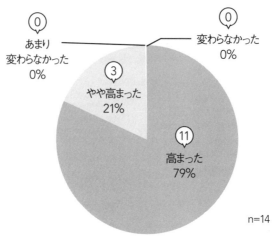

図3 テーマへの共感が高まったか（大麻えんたく）

0
あまり
変わらなかった
0%

0
変わらなかった
0%

3
やや高まった
21%

11
高まった
79%

n=14

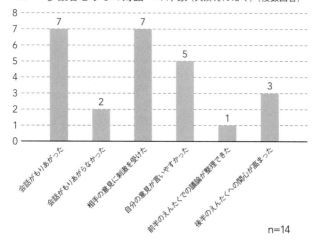

図4 参観者どうしの対話への印象（大麻えんたく）（複数回答）

会話がもりあがった	7
会話がもりあがらなかった	2
相手の意見に刺激を受けた	7
自分の意見が言いやすかった	5
前半のえんたくでの議論が整理できた	1
後半のえんたくへの関心が高まった	3

n=14

図5

Q6「えんたく」の議論（の内容）について
Q7「えんたく」という話し合いの形式についての自由意見から、
えんたくという話し合い形式にかかわるものを一部抜粋

刑事罰を科す立法はいけないとして、「ではどうすれば、医療目的ではない薬物依存を減らせるのか」へ話が進むのを聞いていて、単なる法制化反対に終わらないプラス思考の議論の大切さを知りました。主にアメリカからの、薬物の経済的な思惑が絡んでいることを聞き、「ほんとかいな」と思いつつ、それも含めた複眼的な思考の大切さを知りました。

すごいセッションでした。それぞれのお話は貴重な知識となりました。【中略】皆様さまざまな意見とはいえ自然に一つの目的として手繋ぎあったようなあたたかさを感じました。特に最後の石塚先生の今までエンドカンナビノイドシステムやCBDもthcも考えたことなく、法律でダメだからと言ってきた中、この3か月くらいで賢くなったと、合法化、ラブ&ピース、沙耶さんやみなさんそれぞれを尊重するお言葉掛けに感動しました。

- -

ファシリテーションが素晴らしいと思いました。議論の対局をうまくとられ、異なる立場の方が様々な観点でお話しされる中でも一体感のある雰囲気が醸成できていると感じました。【中略】非常に有益な時間であったと考えます。

- -

専門家と当事者、素人が同じ目線で議論が展開されることの重要性を再認識しました。

- -

海外を含めて遠隔地から参加がある場合のオンラインの進行はやはり難しいことを感じましたが、話し手の皆さんがそれぞれに、別の立場と視点と情報を出してくださり、土山先生がさらにそれらを明確にしてくださって、テーマを立体的に考える（というか感じる）ことができました。これはえんたくならではと思います。

- -

皆さんの立場の違いがわかり、よかったです

- -

色々な方のお話を伺うことが出来、学ばせていただきました。ありがとうございます

- -

色々な先生からメディアでは知ることのできない、率直で、アクチュアルな意見を聞くことができて大変良かった。

- -

思考停止に陥っていないか、自分に問いかけることの大切さを医療大麻の話を通して感じました。

- -

【ブレイクアウトルームについて】びびって参加できずすみませんでした。もう少し知識を深めてから参加したいと思いました。

- -

【ブレイクアウトルームについて】直前まで煩わしく思っていましたが、話し始めてみればすぐに打ち解けました。

- -

とても面白かったし共感もたくさんあった。ただ、使用罪賛成の立場の方が複数人いらっしゃると、もっと議論も深まるかと思った。自分も含め、反対の立場からなので、認識も一歩通行かと。賛成の立場の方にイメージ以外のしっかりした議論があるなら聞きたい。

- -

さまざまな発言にそれぞれ盛り上がりがあり、オンラインでなかったらもっと白熱したであろうと実際のえんたくシーンを見てみたいと思いました。

- -

「えんたく」という話し合い形式はおもしろかったです。ブレイクアウトセッションでの話し合いがもうちょっと全体のセッションに結びついたらよかったとも思いました。ブレイクアウトセッション自体もおもしろかったのですが、ただ、全体への還元が時間的に難しいのであれば、もしかしたら全体のセッションだけでもよいのかもしれません。（「えんたく」の意味を間違ってとっているのかもしれませんが…）。ちょっと時間的にタイトだったようにも感じました。

【　】内は土山の補足。また、明確な誤字と思われる表記については土山が修正した。

14人中 Q1で12名 (85.7%)、Q2で11名 (78.5%) がもっとも高い「深まった」を選択、それ以外は「やや深まった」を選択するという強い肯定となった。

「Q3ブレイクアウトセッション (シェアタイム：3人1組の対話) で、感じた印象をお答えください」は複数回答可 (図4)、また自由回答を歓迎するとしてたずねた。3人1組の対話に参加した12名中、8名 (66.6%) が「会話がもりあがった」、6名が「相手の意見に刺激を受けた」と答えている。一方、3名のうち1名が時間内でカメラオフのまま一度も発言しなかったことから「もりあがらなかった」と記載している参加者もいた。時間が足りないという指摘も散見された。今回はブレイクアウトセッションでの問いかけを3つ設定したが、数が多かったという指摘も、逆に抽象的であったという指摘もあった。

アンケートの後半では、今後の運営の参考のために自由意見の記載を多く求めたもので、Q4では参観者どうしの話し合いの内容を紹介できる部分のみたずね (非公開)、Q6で大麻えんたくの議論の内容についてのコメントを、Q7で「えんたく」という話し合い形式についてのコメントを、Q8では今後の参加意向をたずねている (図5)。

Q6、Q7では議論の内容、「えんたく C」方式について肯定する内容のコメントが多く、「すばらしい」という強い評価も少なくなかった。そうではない意見としては、内容について、数は少ないが「大麻使用罪に賛成する側の登壇者」がいなかったことや、なぜ導入されようとしているのかについて知りたかったという声があり、「えんたく C」についても「一人がテーマを絞って話すほうが議論が拡散しないのでは」というコメントもあった。

なお、2021年に筆者が司会をした他のえんたく C・課題共有型

円卓会議でも同様のアンケートを集めており、本アンケートと同じ内容の設問を合算したグラフを参考までに示しておきたい（図6、図7、図8）。

　司会として振り返ると、オンライン「ながら」あるいはオンライン「だから」できる「えんたくＣ」として、所期の目的は果たせたと考える。

　「えんたく」では前半で示される「事実（fact）」の質量が充実することが、3人1組での対話、後半の意見交換や論点のゆたかさに直結する。大麻えんたくでは、以前から7回にわたるティーチインでの知見の蓄積があり、それを視聴した参観者も少なくなく、ある意味「エンジンがあたためられた」状態にあったのではないだろうか。後半の対話ではプロジェクト責任者、石塚伸一氏が意見交換で論点を提起するなど、筋書きのないやりとりがあったが、「話したい」発話意欲の高まりが「熱量」としてオンラインでも感じとれた。蓄

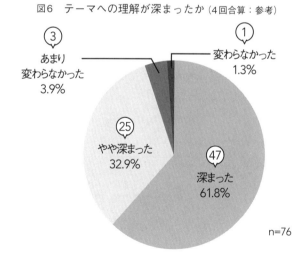

図6　テーマへの理解が深まったか（4回合算：参考）

③
あまり
変わらなかった
3.9%

①
変わらなかった
1.3%

㉕
やや深まった
32.9%

㊼
深まった
61.8%

n=76

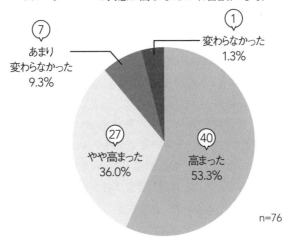

図7　テーマへの共感が高まったか（4回合算：参考）

- ⑦ あまり変わらなかった 9.3%
- ① 変わらなかった 1.3%
- ㉗ やや高まった 36.0%
- ㊵ 高まった 53.3%

n=76

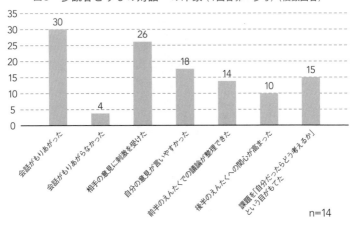

図8　参観者どうしの対話への印象（4回合算：参考）（複数回答）

項目	値
会話がもりあがった	30
会話がもりあがらなかった	4
相手の意見に刺激を受けた	26
自分の意見が言いやすかった	18
前半のえんたくでの議論が整理できた	14
後半のえんたくへの関心が高まった	10
課題を「自分だったらどう考えるか」という目がもてた	15

n=14

積がいかされた機会でもあったといえる。

4 おわりに

　「えんたくＣ」課題共有型円卓会議は、課題をひろくひとびとと共有し、課題を「公共課題」として良質な情報とともに可視化させていくことにつながる話し合いの手法である。

　ただし、たとえば今回の大麻えんたくの参加者は60名である。その１回が成功したからといって、「当事者と支援者」が社会のなかで拡大されていくとするには、あまりに小さいともいえる。

　もちろん、１回の対話の機会ですべてが変革できるというのは過剰期待である。しかし、だからといって、社会全体から見ればその効果が小さいからしなくても同じであるということも真ではない。

　都市型社会における〈政策・制度〉ネットワークの変革は、かならず極小の少数者から始まり、「当事者と支援者（困っている人とほっとけない人）」の拡大によって、公共課題として可視化され、その対応が求められ、それに応える主体の出現によってすすむ。市民活動は「さざ波」であるが、それが数多く、多様に起こることで、「波」となる。ティーチインと今回のえんたくが関連づいているように、ATA-netや龍谷大学犯罪学研究センターだけがこうした機会を用意しているのではないように。そして結局、それを、「当事者と支援者の拡大」という大きな流れにつなげていけるようにとりくむしかない。そのとりくみに、「えんたくＣ」は意義と効果のある手法であることが確認できる。

　ウィンストン・チャーチルは「民主政体とは、最悪の政体とされる。ただし、人類が歴史上経験した他の政体のどれよりもマシである」と述べたが、わたしたちもまた、少数者として「当事者と支援

者を拡大する」という地道な模索を、効果が高い模索となるように手法を磨き戦略を立てることで成果は変わってくるとしても、続けていくしかない。都市型社会の政策課題に向かいあうかぎり。

　大麻論争は、医療から嗜好の幅のある大麻使用と、現存する大麻にたいする理解あるいは誤解のなかでその「適正制御」をめざす多様な立場の議論によって、「線引きのしなおし」をする営為であると見える。しかもそこには、依存と回復という、これもまた理解と誤解のなかで再定義されるべき課題と複合している。それを可能にすることは、その模索を、困難ではあっても、苦難ではなく共有できる喜びとともにすすめる「話し合い」を積み重ねていくことではないか。えんたくはそのための手法の、重要な一つであると言える。

【参考文献】

土山希美枝（2014）「政策課題を共有する「話し合い」の場の設計：「自治の話し合い」手法としての沖縄式（課題共有型）地域円卓会議の考察」『龍谷政策学論集』4（1）：55-71頁。

藤岡淳子（2015）「受刑者の贖罪と再生」国際宗教研究所『現代宗教 2015』：85-98頁。

松下圭一（1991）『政策型思考と政治』東京大学出版会。

Kingdon, J. W.（2014）. Agendas, alternatives, and public policies, Pearson Education.

1　ただし、何が「必要不可欠」かは、手続きによりにその正統性を担保されるが、それが「真に」「必要不可欠」かについては正解はない。時代によっても、地域によっても、「必要不可欠」は可変であり、だからこそひらかれた議論により「自分たちの『いま』の答え」を模索することが必要となる。

2　支援者の拡大は、支援のありようの拡大であり、当事者とともに活動に取り組む支援から、寄付や署名、もっとも広義にはその課題の存在を理解し解決されることが望ましいと思うという内面での支援まで含まれる。当事者とともに活動する支援を頂点とし、「解決を望む」を裾野とすれば、裾野の広がりが、社会における課題の認知となる。

3 自治というと、政府と切り離された地域や集団の活動のようにイメージされるが、都市型社会の政府そのものが、代表制を使った巨大な社会（Great Society）の自治システムでもある。

4 社会に存在するさまざまな課題が、いつ、「社会にとって対策されるべき課題」として設定され（アジェンダ設定）、政策過程に乗るかはだれにも分からない。キングダンの「政策の窓」理論は、その課題をめぐる問題の流れ、政策の流れ、政治の流れが合流したときに「窓が開く」と解説している（Kingdon, J. W.（2014）. Agendas, alternatives, and public policies, Pearson Education.）が、だが、どうすればその流れを起こし、合わせることができるかは明らかにはされていない。課題解決を願うものにとってきることは、当事者と支援者の拡大と可視化、多様な主体との連携であって、それは課題へのとりくみの始点から終点まで絶えず必要とされるアプローチであると言える。

5 アジア犯罪社会学会サイドイベントとして開催、龍谷大学犯罪学研究センター共催。

6 国立研究開発法人科学技術振興機構・社会技術研究開発センター「安全な暮らしをつくる新しい公／私空間の構築」研究開発領域研究助成事業。https://ata-net.jp（最終確認2021年8月30日）。

7 公益財団法人　みらいファンド沖縄「沖縄式地域円卓会議」https://miraifund.org/l_roundtalbes/（最終確認2021年8月30日）。

8 龍谷大学地域公共人材・政策開発リサーチセンター（LORC）。龍谷大学地域人材・公共政策開発システムオープン・リサーチ・センターとして、文部科学省私立大学学術研究高度化推進事業オープン・リサーチ・センター整備事業（2003～2007年度）［フェーズ1］、文部科学省私立大学戦略的研究基盤形成支援事業（2008～2010年度）［フェーズ2］により運営。2011年度から現在の名称で文部科学省私立大学研究基盤形成支援事業に採択。

9 ただし、ネットワークが切れて登壇者がログオフしてしまう場面もあった。

第2章
シリーズ
大麻論争
（連続ティーチイン）

諸外国と日本の大麻政策・薬物政策を考える

暮井真絵子　龍谷大学 ATA-net 研究センター RA

くれい・まえこ　龍谷大学犯罪学研究センター嘱託研究員、國學院大學法学部兼任講師。
主な著作として、「刑事政策と治療的司法──再犯防止を目指した新たな手続モデル」罪と罰55巻2号（2018年）111〜120頁、「治療法学に基づく訴訟能力論の再検討──判断手続を中心に」法と精神医療31号（2016年）1〜14頁、「訴訟能力の回復見込みがないとして公訴棄却した原判決を破棄・差し戻した事例（名古屋高裁平成27・11・16判決）」季刊刑事弁護86号（2016年）119〜122頁などがある。

1　はじめに

　本章2節で「シリーズ大麻論争」として整理する「連続ティーチイン」は、龍谷大学 ATA-net 研究センターと犯罪学研究センターが開催するオンラインフォーラムである。連続ティーチインでは、日本のみならず諸外国における薬物問題や薬物政策を広く学び、日本の大麻政策や薬物政策を考えることを狙いとしている。

　本章2節では、2021年2月から8月末までに実施された計8回にわたるティーチインの報告要旨と質疑応答・議論の概要を紹介する（報告の一覧は、末尾の表を参照）[1]。登壇者の多くは、本書2部および3部に、詳細な論稿を寄せている。本章で紙幅の都合により割愛した箇所は、各論稿を参照していただくほか、ウェブサイトを併せてご覧いただきたい[2]。

2 連続ティーチイン

(1) 第1回「大麻、その禁じられた歴史と医療の未来」
（長吉秀夫氏〔作家〕）

1）報告要旨

　大麻の取扱いについて、縄文時代の頃まで遡り、歴史や社会との関わりが整理された。具体的には、古代から親しまれてきた植物であること、様々な物に加工可能であること、大麻草から抽出できる成分（THCとCBD）とその違い、日本で大麻が禁止されるに至った経緯等の解説があった。また、医療用大麻の効能、治療効果が期待される疾患、他の禁止薬物との有毒性の比較等が示された。

　次に、大麻使用を非刑罰化・非犯罪化した諸外国の政策が紹介された。ここでは、犯罪増加等の悪影響が確認されていないこと、大麻が課税対象となり税収がアップするメリットがあったこと等が指摘された。

　大麻の取扱いを歴史的・国際的に概観したあと、日本における法制度の問題点や議論の方向性が示された。具体的には、大麻取締法が制定されて以来、厳格な大麻政策が採られており、科学的な検証・議論が全く行われないまま現在に至っていることが指摘された。また、大麻使用罪を新設して厳罰化を志向するのではなく、非犯罪化・軽犯罪化・合法化した上で厳格な管理（THCの濃度基準値の設定や市場の確保等）を行う等の選択肢も検討すべきであるとされた。

2）質疑応答

　質疑応答や意見交換では、次のような議論があった。

　犯罪の急増や政治的問題の発生等の危機に直面したとき、オピニオンリーダーが現れて現状に対処しようとするのが、一般的な政策変更のプロセスである。日本においては、何が政策変更のインパク

トとなり得るか、またリーダーになり得る存在はいるかという質問があった。これに対しては、これまで接点が乏しかった論者を、龍谷大学 ATA-net が架け橋となって繋ぐ可能性が指摘された。また、このような議論の場では、医師や法曹のみならず、使用経験者を含む市民が関与する必要があるという意見も述べられた。

　子どもたちから大麻を効果的に遠ざける方法に関する質問があった。これに対しては、教育が重要であること、国外の実践例・教育方法が参考になること、科学的知識のある教育担当者を養成する必要があること等の意見が提示された。また、「友達が大麻を使用していたらどうするか」等の仮定的質問を用いたロールプレイング等によって、身を守る方法を学ぶことの重要性も説かれた。

(2) 第2回「ハーム・リダクションとは何か？ 〜非犯罪化、非刑罰化、非施設化のメリットとデメリット〜」

1) 報告要旨1「オランダの大麻をめぐる政策の流れとハーム・リダクション」(徐淑子氏〔新潟県立看護大学〕)

　オランダにおける大麻政策が、取締を柔軟に行うことと併せて展開されてきたことが指摘された。取締の柔軟さは、個人へのソフトドラッグ販売、大麻栽培の許可等に見られるという。この柔軟さは、個人の大麻使用と関連する大麻販売を透明化する。そして、透明化によって、3つの効果が期待される。1つ目は、大麻を含むソフトドラッグと、ハードドラッグの市場分離を図り、大麻のゲートウェイ化（より作用の強いドラッグに進んでいく現象）を阻止することである。2つ目は、大麻売買を監視可能にして、必要な時にいつでも検挙・処罰できる状態にすることである。3つ目は、大麻使用に関するラベリングの除去（脱スティグマ化、負の烙印を押されることからの脱却）である。

　その上で、オランダでは、薬物使用の禁止を直ちに求められるこ

とのない薬物対策プログラムを通じて、ハーム・リダクション政策が採られているという。すなわち、注射器の配布、医療機関の監督下での薬物指導プログラム等が行われている。また、スタッフの管理下で薬物を使用したりスタッフに相談できるシェルターも設置されている。断薬や、離脱・回復指向のケア資源も豊富であるという。

2) 報告要旨2「『その人らしく生きていく』を支援するポルトガルの挑戦」(丸山泰弘氏〔立正大学〕)

ポルトガルでは、薬物使用を「使用者が抱える問題の1つ」と捉え、その問題に向き合う施策が採られていることが報告された。ここでは、薬物使用に対しては、刑罰のみならず、治療が必要な場面があるという認識が共有されている。この認識のもと、大麻所持に関しては、一部が非刑罰化された。自己使用目的の所持の場合、所持量の基準が定められている。基準を下回る量であった場合は、刑事司法手続が打ち切られる。手続が打ち切られた後は、法律家、医療関係者、ソーシャルワーカー等が在駐するコミッションで相談することを勧められる。コミッションは、生活相談のほか、病院の紹介等も行う。また、清潔な注射器や消毒用アルコールも用意されている。社会福祉団体でも、同様のサービスが行われている。

このように、薬物問題を、使用者が抱える問題の1つに過ぎないと理解し、使用者が抱える問題を解決することで、薬物からの回復が目指されているという。象徴的に言えば、薬物使用をやめたい人には、その方法を教示する。薬物を使用し続けたい人には、適切な使用方法を教示する。単に薬物使用を止めさせるだけでは、効果的な薬物政策とはいえないため、刑罰に頼らない方法を模索すべきと考えられているのである。

3) 質疑応答

質疑応答や意見交換では、次のような議論があった。

両報告者に対して、日本に未だ存在しない取組みがオランダにあるかという質問があった。徐氏からは、共同使用者が通報しやすい仕組みが紹介された。オランダでは、薬物を一緒に使用した者が倒れた場合に、通報者が通報しても、通報者が逮捕・起訴されることはない。救護義務を果たせば、通報者を薬物使用に関して罰しない仕組みがあるという。丸山氏は、アメリカの問題解決型裁判所を例に挙げ、その者が抱える問題全般を解決しつつ、福祉的支援を行えるシステムの構築を推奨した。また、再使用があったときに全ての支援を打ち切るのではなく、必要な支援を検討することが重要であるとした。

　次に、薬物使用に対する処罰は、興味本位で薬物を使用する者に対して、一定の予防効果があるのではないかという質問があった。これに対しては、丸山氏は、概ね次のように回答した。「薬物を始めたばかりの人や、薬物依存離脱治療が必要な者にも対応できるのが非犯罪化である。違法・厳罰は、個人に適した薬物との付き合い方を選択することができない。教育によっても、濫用を防止する効果が期待できる。刑罰に頼らずとも薬物使用を減らせることは実証されており、刑罰を科す弊害の方が大きい」。

　日本におけるハーム・リダクション政策の可能性に関する質問もあった。これに対しては、刑罰という「害」を減らすことが先であるという意見や、薬物使用の人体への影響や使用方法を含めた情報提供が必要であるという意見もみられた。

(3) 第3回「ドイツの薬物政策 〜使用と所持の法規制をめぐって〜」(金尚均氏〔龍谷大学〕)

1) 報告要旨

　ドイツでは、薬物に対して容認方向の政策が採られていることが

紹介された。これは、薬物依存が依存・病気と見做されているためであるという。依存者に対しては、強制的な治療的アプローチではなく、自由意思と自己決定に基づく支援が行われる。

　具体的には、捜査段階で、少量の自己使用や所持であると認められた場合に、起訴しない運用があり得るという（刑事手続法153条、153条a、麻薬剤法29条5項、31条a）。また、このような事実が起訴後に認められた場合は、裁判手続を打ち切ることができるという。その他、容認方向の運用等と関連する判例も紹介された。

　薬物使用者に対しては、注射針やヘロインの提供も行われている。また、フランクフルトでは、法曹と薬物依存者支援施設の関係者等が、定期的に会議を行っているという。そこでは、薬物対策や薬物依存者の状況等が話し合われている。各機関が横断的に薬物対策を検討・実施していることも特徴である。

　2）質疑応答

　質疑応答や意見交換では、次のような議論があった。

　自己使用目的で少量の薬物を所持したり入手した場合に、訴追を免除し得る法制・運用と関連する質問があった。この法制は、薬物使用を自傷行為と捉え、依存症に起因するため処罰対象とせずに治療を受けさせているのか、薬物使用を個人の自由意思の問題と捉え、使用者が健康を害しても国家は介入しない政策なのかという質問である。これに対して、金氏は、次のように回答した。ドイツでは、「身体の完全性」は個人的法益である。薬物を使用した者が自身の個人の健康を害することは、あくまでも個人の自由であり、処罰対象ではない。しかし、薬物法制の保護法益は「国民の健康」である。自己使用前の所持や入手は、他人の健康＝国民の健康を害する危険があるため、処罰可能性を残しているという。

　ドイツの薬物政策と支援の関係についても質問があった。まず薬

物を止めさせ、その後で支援することが支援のあり方ならば、ドイツの法制はその反対であるため、使用者の健康を重視していないのではないかという質問である。これに対しては、薬物使用を止めることは勧めるものの、止めるか否かは自己決定の問題とされている旨が示された。止めることの強制は、自己決定への不当な介入と見做され得るためであるという。

（4）第4回「日本人が知らない大麻の話 ～医療用大麻とエビデンス・ベイスド・ポリシー（EBP）～」
（正高佑志氏〔医師・一般社団法人 Green Zone Japan 代表理事〕）

1）報告要旨

1990年代に、大麻成分であるエンドカンナビノイドという神経伝達物質が人体に存在していることが明らかになった。この物質が不足すると、様々な体調不良を引き起こすため、これを体外から補うことで人間本来の機能を取り戻すことができるという。

医療用大麻は、大麻草固有の成分に着目し、その効果を期待して用いるものである。大麻成分のうち、THC には独特の精神作用があるため、大麻を違法薬物とする根拠となっている。他方、CBDには THC のような精神作用がなく、鎮静作用がある。THC と CBD のバランスを整えることで、医療に活用することが期待される。また、医療用大麻は、鎮痛剤のみならず、アルツハイマーや HIV 等にも効果があるといわれる。さらに、ドラベ症候群を患った子どもに対する治療効果も注目される。アメリカで医療用大麻の合法化運動が各州に広がったのは、これらの効果が評価されたためである。

国内外で医療用大麻の研究・臨床試験が進む一方で、厚労省「大麻等の薬物対策のあり方検討会」は、内容の偏りが著しい資料に基

づく議論を展開している。また、医療用大麻の定義にも偏りがある。医療用大麻を効果的に用いるためには、世論を喚起し、議論に注目させることが必要である。

2）質疑応答

質疑応答や意見交換では、次のような議論があった。

研究用や医療用に大麻の合法化を主張する者の間で、主張内容や運動の熱量に差があるのではないかという意見も示された。この意見は、研究用や医療用に大麻の合法化を推進する者のなかに、嗜好用大麻として利用する意図を秘している者が含まれているのではないかという疑問に基づくものであった。これに対しては、前提として、医療用大麻の定義自体が非常に難しいことが指摘された。その上で、医療用大麻として利用する目的で大麻を違法に所持している者が現在も存在する可能性が挙げられた。このような者は、リスクを負ってでも大麻を所持しなければならない状態に陥っているため、エンドカンナビノイド欠乏症を患っているのではないかという仮説も見られた。この仮説に基づけば、これらの者の大麻使用は、表面的には嗜好品としての使用であるものの、実際には医療用大麻としての使用であるため、評価が難しいという。

最後に、高濃度のTHCは、統合失調症等の精神疾患を誘発する可能性が指摘されているところ、自己治療の一環で大麻を用いることはリスクが非常に高いのではないかという意見があった。これに対しては、大麻使用に起因して妄想性の疾患に罹患することは疫学的に証明されていないことが指摘された。また、遺伝等の事情も考慮すると、大麻が精神疾患を誘発し得るとは断言し難いという意見もあった。他方で、自己治療としての大麻使用が、精神疾患に罹患するリスクを高めることは事実である。しかし、諸外国では、医療用大麻がすでに流通している。その先例等も踏まえて、医療用大麻

のあり方を検討する余地があるという意見も見られた。

(5) 第5回「薬物政策としての大麻政策－政策としての歴史的文脈と現在の論点－」(佐藤哲彦氏〔関西学院大学〕)

1) 報告要旨

日本では、薬物問題の検討が一定の学問領域に留まっていることが指摘された。つまり、日本の薬物問題は、医療的・刑事的な視点から検討されることが多い。しかし、これらの視点は、大きな政策の一部を構成する要素に過ぎない。薬物政策も、依存症などの薬物使用障害が薬物使用に関する問題の一部に過ぎないことを前提に考える必要がある。そのため、薬物政策を考える際は、薬物使用障害を中心にするのではなく、薬物使用全体を考える必要があるという。

日本において、大麻は生活に密着した植物であった。しかし、戦後、GHQの要請によって大麻取締法が制定された。アメリカの大麻課税法に基づき、占領下の日本でもアメリカ同様の禁止政策が導入されることになった。

アメリカで1937年に制定された大麻課税法は、大麻使用に対するアメリカ社会の姿勢が関わっている。アメリカの薬物法制が、移民や外国人労働者等の非白人を排除する手段として用いられた。マイノリティーと薬物を結びつけることや、マイノリティーを排除する手段として薬物法制を考えるという思考は、今日における薬物政策をめぐる議論の基盤を構成している。薬物について考える際には、社会的側面にも着目しなければならない。

日本の学術論文では、大麻販売による税収の財源としての有用性ばかりが指摘されている。他方で、薬物政策の社会的要素が十分に理解されておらず、政策の目的と機能の混同も見られる。

オランダでは、社会的要素に着目した政策が実施された。大麻を

使うという個人のライフスタイルを尊重し、使用者の健康と社会へ与える有害性を減少させる一方で、組織犯罪を厳しく取り締まるというものである。ソフトドラッグとハードドラッグの市場を分離することで、より強い薬物の使用に発展することを防ぐ工夫が行われた。アメリカやカナダにおける合法化は、人種差別的問題や経済的格差による不平等を解決するために導入された。大麻合法化は、社会的あるいは社会経済的要素を踏まえて理解する必要がある。

　薬物政策は、内容によっては人種差別等の社会的問題を助長する場合がある。その一方で、運用次第ではそれらを解消することもできる。薬物政策は、社会政策の一端を担うものと考える必要がある。

　近年の国際的な大麻政策の変化の1つとして、医療用大麻の一般化がある。その基礎にあるのは、患者の人生の尊重という人権的な思想である。人種や民族による格差の解消も、使用者の人権の問題である。薬物政策は、このような社会的要素から考え始める必要がある。

2) 質疑応答

　質疑応答や意見交換では、次のような議論があった。

　日本で大麻を合法化し、使用者が増加した場合、依存症になる者も増加するのではないかという質問があった。これに対して、佐藤氏は、議論を行うためのプラットフォーム作りがまずは重要であって、その上で議論を行わないと合理的な政策や立法はできないと指摘した。プラットフォーム作りの方法として、使用者を対象に調査を行い、使用した背景や使用状況を踏まえること等が例示された。また、芸能人の薬物使用の報道にみられるように、薬物を使用しても通常の業務等を問題なく行っている人が存在することを挙げ、問題行動を伴わない薬物使用と依存症ゆえの使用が同一視されている事実が指摘された。

(6) 第6回「裁判所は大麻の〈有害性〉についてどのように考えてきたのか」(園田寿氏〔甲南大学名誉教授・弁護士〕)

1) 報告要旨

戦後、GHQ の要請によって公布された大麻取締法は、中毒性が高いとして規制されてきたインド大麻に加え、有害性に関する議論を充分に経ないままに日本の在来種も規制対象に加えたという。

大麻取締法は、いくつかの問題を抱えるという。目的規定がないこと、規制対象である大麻草の内実が明確でないこと等が挙げられる。この問題点を踏まえて、大麻取締法の立法趣旨や大麻草の意義等を巡る裁判所の立場が紹介された。

過去の裁判例では、大麻の有害性は公知の事実であり、立法事実であると示された。しかし、有害性は、医学的な議論によって変化し得る。また、有害性の内容は、自傷性・健康被害等が強調されているところ、本人に健康被害があることが、なぜ刑罰の根拠になり得るか等の説明が充分に尽くされていない問題があるという。

大麻を巡る問題に対処するため、犯罪化や厳罰化以外の3つの道が提示された。1つ目は、「非刑罰化」して、行政罰等を設けることである。2つ目は、「非犯罪化」して、違法評価を残しつつ摘発しないことである。3つ目は、「合法化」して、成人は自由に売買・使用できるようにすることである。大麻使用罪の新設は、これらの方法が妥当か否かを検討したうえで議論すべきであるという。

2) 質疑応答

質疑応答や意見交換では、次のような議論があった。

他害行為の誘発という観点からは、大麻とアルコールを比較した場合、大きな差がない一方で、多くの国が大麻を禁止する根拠を問う質問があった。これに対しては、未成年者の使用は健全育成を根拠として制約することができ、成人であっても人体に及ぼす影響が

ないとはいえないため、公衆衛生を根拠として制約され得るという意見があった。

　また、大麻の有害性や規制根拠が議論されないまま、自己使用罪が新設された場合、使用者には、ルールに違反したことに対する短絡的な非難が向けられるのではないかという懸念が示された。

(7) 第7回「青少年の薬物乱用の現状と課題 ～『ダメ。ゼッタイ。』に換えられるものは何だろうか～」
（辻健氏〔京都府警察本部生活安全部少年課〕）

　第7回報告では、薬物乱用防止教育の啓発活動に取り組む報告者から、青少年の薬物乱用の現状を踏まえ、薬物を初めて使用する場合と再び使用する場合の違いや、現在の課題などが報告された（本報告の詳細および質疑応答は割愛する）。

(8) 第8回「大麻取締法という人権侵害をいつまで続けるのか？」
（高樹沙耶氏〔キャンピングロッジ虹の豆オーナー・元俳優〕）

1) 報告要旨
　俳優活動で出会ったオーストラリア先住民から、「地球と共存する生き方」を学び、これを契機に日本人の生活と大麻の関わりを知ったという。調べていく過程で、大麻は麻薬であるというかつての認識が誤りであると気がついた。そして、未来の持続可能な暮らしを考えたとき、将来的に必需品になるだろうと考え、多くの人に理解をしてもらうための活動を始めたという。

　石垣島に移住して、大麻検証委員会代表の助けを得て、共同生活をしながら地球と共存する生活を実践していた。代表は、患った病を大麻で治療することを試みており、共同生活の場で大麻を保管していた。このような経緯で、2016年に大麻所持の嫌疑で逮捕され、

3か月間勾留された。法的知識がないため防御方法がわからず、取調べで自身の身に起きたことを正直に話して終わった。公判でも大きな争点はなく、懲役1年（執行猶予3年）の有罪判決を言い渡された。上訴の助言を後から受けたこともあり、後悔が残る結果となったという。

自身の報道と関連して「医療用大麻」が取り上げられたため、大麻を認知してもらう契機となり、活動には貢献できたと考えた。しかし、一連の事件で一番辛かったのは、逮捕や留置よりも、周囲の者の態度の露骨な変化やインターネットの誹謗中傷、司会業等の活動を行う場の喪失等であったという。そして、大麻に関する発言をしても、過去の事件を引き合いに出される状況が続いている。医療用大麻を必要とする者に理解を示さないまま運用されている現行法や、厳罰化方向の議論は、個人の選択の自由に対する著しい人権侵害であるといえる。

2）質疑応答

質疑応答や意見交換では、次のような議論があった。

今後、大麻の品種、産地、製造過程等を管理して製造された健康食品や医薬品が認められる可能性について質問があった。これに対して、他の参加者からは、諸外国で既に認可された医薬品について、いずれ日本国内でも治験が行われる可能性があることが指摘された。高樹氏からも、アメリカで大麻を合法化した州にあるディスペンサリー（大麻販売店）や関連製品が紹介された。

医療目的で使用する場合、病気の種類や病状に応じてTHCの濃度を変えたりすることで、効果に関する情報が蓄積されることが期待されるという意見も示された。

その他、大麻所持の嫌疑で刑事司法手続を経験した立場から、検挙に伴う社会的制裁・不利益の深刻さが語られたほか、周囲の適切

な支援が社会復帰の近道になり得ると示唆された。

(9) コメント

1) ティーチインの特徴と成果

計8回のティーチインを通じて、歴史・文化、医学、社会政策、刑事法学、少年の薬物乱用防止教育、医療用大麻啓蒙活動等の極めて多角的な観点から、大麻問題を検討した。そこでは、学術的な検討に加えて、実務的な視点、薬物使用当事者の視点、刑事司法手続経験者の視点も共有された。これらにより、大麻問題を立体的に学ぶ機会を設けることができた。

本章「はじめに」の通り、本ティーチインは、オンラインで実施している。そのため、法曹や法学研究者のみならず、保護・矯正機関の関係者、様々な学問領域の研究者、薬物使用当事者、支援団体、出版関係者、学生などが、日本全国から参加することに繋がっている。新規の参加者はもちろん、過去の参加者がリピーターとして再び参加することも多い。また、Zoom 上のチャットを通じて質問・意見を募り、司会が整理して口頭で取り扱う形態を採ったため、多くの質問が寄せられ、様々な意見が交わされる場となっている。さらに、所定の2時間が経過した後に任意に参加するフリートークの場にも、多くの参加者が引き続き参加して議論を交わしている。議論の場では、厚労省「大麻等の薬物対策のあり方検討会」の検討事項が俎上に載せられることも多かった。

ところで、龍谷大学犯罪学研究センターでは、「犯罪学カリキュラム構想」を立案・計画している。また、犯罪学部の設置も構想している。ここでは、ウィズ＆ポストコロナ時代を見据え、SDGsを念頭に置き、犯罪・非行や嗜癖・嗜虐などの「つまずき」からの「立ち直り」を支援する犯罪学の研究・教育を狙いとしている。この構

想は、ICT の活用や学際的・学融的研究の実施を軸としている。奇しくも、本ティーチインは、オンライン実施の利点を活かして、社会に生気する問題を様々な市民がリアルタイムで多角的に論じる場となった。日本の大麻政策や薬物政策を考えるという当初の目的を超えて、犯罪学研究センターの長期的展望の意義を確認するという副産物も得た。

　2）第8回までの総括

　複数の報告回で、いくつかの点が共通して指摘された。例えば、「ダメ。ゼッタイ。」規範の強さや無謬性、日本社会と大麻の関係、刑罰以外の方法による支援や問題解決の必要性、自己決定や自由と法規制の関係、薬物問題における人権問題という視点の欠落等である。強固な規範意識の醸成や、規範に反した者への非難、刑罰への過度な期待、保護法益の抽象性などは、刑事実体法上の議論を踏まえて丁寧に検討すべき事柄であろう。また、特に社会科学の立場からは、大麻成分の特徴や危険性の評価を自然科学領域に委ねるほかないため、学際的な検討を継続する必要性を示している。加えて、大麻問題が人権問題・社会問題と関連して展開されてきた諸外国の動向を踏まえ、社会的要素を念頭に置いた議論を展開しなければならない。

　薬物問題を契機として、刑事司法制度全体に関する問題も改めて浮き彫りになった。例えば、被疑者・被告人や有罪確定者に対して向けられるスティグマや社会的制裁の深刻さ、未決拘禁者の処遇が抱える課題、弁護権の重要性等である。とりわけ、スティグマや社会的制裁の深刻さは、医療用大麻の合法化や大麻政策の転換に伴って、今後変わる可能性がある。大麻政策や大麻事犯者に対して社会が向ける目が変化すれば、過去に大麻取締法違反で刑事手続を経験した者に対する支援なども改めて見直す必要があるかもしれない。

　仮に、医療用大麻の合法化にあたって「ダメ。ゼッタイ。」という

規範が障壁となるのであれば、使用頻度・使用方法によって生じ得る危険性を啓蒙しながら医療用大麻の有用性を説くための教育が重要となる。これまで、薬物政策の変化・転換に関する国際動向の研究はみられた。しかし、当該社会における薬物と関連した規範の変化、変化のための教育・施策等に関する研究成果が充分に共有されているとはいいがたい。そのため、薬物政策の変化・転換に携わっ

活動記録概要

シリーズ	日時	報告者	参加人数
第1回	2021年 2月22日 (月) 18:00 〜 20:00	長吉秀夫 氏 (作家)	約130名
第2回	2021年 3月30日 (火) 18:00 〜 20:00	徐淑子 氏 (新潟県立看護大学) 丸山泰弘 氏 (立正大学)	約75名
第3回	2021年 4月13日 (火) 18:00 〜 20:00	金尚均 氏 (龍谷大学)	約70名
第4回	2021年 4月27日 (火) 18:00 〜 20:00	正高佑志 氏 (医師・一般社団法人Green Zone Japan代表理事)	約200名
第5回	2021年 5月7日 (火) 18:00 〜 20:00	佐藤哲彦 氏 (関西学院大学)	約90名
第6回	2021年 5月17日 (月) 18:00 〜 20:00	園田寿 氏 (甲南大学・弁護士)	約115名
第7回	2021年 5月28日 (金) 18:00 〜 20:00	辻健 氏 (京都府警察本部)	約128名
第8回	2021年 8月23日 (月) 18:00 〜 20:00	高樹沙耶 氏 (キャンピングロッジ オーナー・元俳優)	約86名

た経験をもつ国外の専門家等との交流がより一層重要となるであろう。

　本ティーチインの特徴は、様々な立場の市民が、科学的知見を駆使し、理論と実践を架橋しながら、多面的なアプローチで、現在進行形の議論を交わせることである。8回の実施を通じて、立場を超えたネットワークの構築にも繋がっている。本ティーチインが取り扱うべき新たな論点は、市民の学びのネットワークによって引き続き深化されるであろう。

....

1　　本稿は、龍谷大学 ATA-net 研究センターの学生スタッフ（龍谷大学法学部4回生・森本夏樹、同・山口侑晟、他1名）が作成した記録を基に再構成した。3名のスタッフの丁寧な記録作業に厚く御礼申し上げる。

2　　国立研究開発法人科学技術振興機構・社会技術開発研究センター「安全な暮らしをつくる新しい公／私空間の構築」研究開発領域 ATA-net：多様化する嗜癖・嗜虐行動からの回復を支援するネットワークウェブサイト「シリーズ大麻ティーチイン」〈https://ata-net.jp/joint/teach-in〉。

大麻論争と
ダイバーシティー（多様性）

薬物使用は犯罪か？〜使用罪は何を奪おうとしているのか？〜

第 **3** 章
シリーズ
大麻論争
（大麻"えんたく"）

山口裕貴　龍谷大学 ATA-net 研究センター嘱託研究員

やまぐち・ゆき　1985年、愛媛県生まれ。龍谷大学大学院法務研究科法務専攻専門職学位課程修了後、同大学リサーチ・アシスタントに就任。2016年より JST 社会技術研究開発センター（RISTEX）「安全な暮らしをつくる新しい公／私空間の構築」研究開発領域採択プロジェクト「多様化する嗜癖・嗜虐行動からの回復を支援するネットワーク（ATA-net）の構築」を担当。課題共有型"えんたく"の普及に努める。

1 はじめに

　本章では、2021年6月20日に開催された「大麻"えんたく"」の内容および"えんたく"について整理する。

　わたしたちは、連続ティーチインの中間総括として大麻"えんたく"を開催した。当初、龍谷大学（京都市深草）に会場をセッティングしての開催を予定していたが、昨今の新型コロナウイルス感染拡大にかんがみ、今回は完全オンラインでの開催となった。約80名の参加があった。

2 大麻"えんたく"開催に至るまで

　わたしたちは、厚生労働省の「大麻等の薬物対策のあり方検討会」立ち上げを契機に、大麻をとりまく現状を知り、大麻政策の意味を

学ぶようになった（大麻ティーチイン。詳しくは第3部第2章参照）。

　厚生労働省は、先述の検討会で大麻規制のあり方を含めた薬物関連法制のあり方や再乱用防止対策（依存症対策）を始めとした薬物関連施策のあり方等の検討を開始した。医療用大麻の使用を拡大する一方で、これまで処罰の対象となっていなかった大麻の使用を犯罪化・刑罰化しようという内容である。

　しかし、世界では、「薬物との戦争（A War on Drug）」は終わったと言われ、薬物の自己使用を犯罪として処罰することを止めようという動きが本格化している。特定の薬物を禁止し、使用した者を逮捕し、刑務所送りにする厳罰主義のアプローチは、当事者の回復の機会を奪い、支援者と関わりをもつ機会を断つだけではなく、地域社会にも有害な影響を及ぼす。わたしたちは、薬物を使用した者・薬物に依存する者を処罰して、社会と刑務所を往復させる「回転ドア」の構造を壊す必要があるということをこれまで学んできた。にもかかわらず、日本では、これまで処罰の対象となっていなかった大麻の使用を犯罪化・刑罰化しようという論議が始まり、「大麻使用罪」を新設しようとしている。なぜ、日本は、世界の流れに抗うような検討を始めたのか。わたしたちは、連続ティーチインを開催し、日本における薬物政策の現実を知り、日本の薬物政策の意味を学んできた。そこで、今回ティーチインの中間総括として開催する当イベントのテーマを「大麻論争とダイバーシティー（多様性）：薬物使用は、犯罪か？〜使用罪は、何を奪おうとしているのか？〜」とし、「大麻使用罪」の新設について"えんたく"を活用し考えることにした。

3 "えんたく"とは ～その魅力～

　"えんたく"とは、身近な「困りごと」について参加者みんなで問題を共有し、互いにアイディアやネットワークを持ち寄って対話をする場である。"えんたく"は二重の円になり参加者が着席する。円形に着席することには、上座を作らないことで参加者らの間に序列を作らず、対等な立場を大切にする意味がある。センターテーブル（中心の円）に、「困りごと」に関係する者（ステークホルダー）が4・5名着席し、その円を囲むようにオーディエンスが円形に着席する。センターテーブルメンバーだけの話し合いで議論が進むのではなく、会議の途中でオーディエンスとも話し合う時間が設けられている。オーディエンスを巻き込み一緒に「困りごと」について考えることで、会場に一体感が生まれ、より多くのアイディアが出てくる。舞台上に発言者がいるシンポジウムなどとは異なり、オーディエンスから自由な発話ができる時間を設けることによって会場全体が一体となり議論の密度が高まる。参加者の満足度は高いようで多くの高評価をいただいている。

　今回は、わたしたちATA-netが提案する"えんたく"Cを活用した。"えんたく"Cは課題共有型"えんたく"と呼ばれており、その最大の特徴は「困りごと」を共有することを目的とし、「困りごと」を解決しない点にある。参加者全員で「困りごと」を共有し各自が"えんたく"の内容を持ち帰って検討する「おみやげ」付きの討議ツールである。

　また、課題共有型"えんたく"の特徴の一つにファシリテーショングラフィック（通称「ファシグラ」）を用いて記録をとることがあげられる。「ファシグラ」は「風に溶けて消える」発話内容を可視化する。一般的なファシグラとは異なり、イラストの多用はせず、レコード

型のライブ議事録の形を取る。誰がどのような発話をしたかをみんなにわかりやすい言葉で書き留める。「ファシグラ」は、記録の役目だけではなく、司会者を情報整理の点で補佐する。また、参加者らが会議の流れを振り返るのにもとても役立つ。休憩中に参加者らが「ファシグラ」の記録の周りを囲んで談笑する様子も"えんたく"Cの特徴的な場面である。また、参加者は「ファシグラ」の記録をカメラにおさめて持ち帰ることができる。これも"えんたく"の「おみやげ」として好評である。

　そして、"えんたく"が終わった後、参加者らは、また「ファシグラ」の記録の周りを囲み撮影をしながら談笑する。去り難い余韻、「去りがたい感」が生ずる。その「去りがたい感」の中で名刺交換をし、新しいつながりや新しい協働を作り出す。そして、互いの「困りごと」を共有し、今後の活動のためにワーキンググループを立ち上げたり、共通の「困りごと」解決のためにアクションを起こすきっかけとなる。こうして参加者らが互いに緩やかにつながってゆくことが"えんたく"の大きな目的である。

　"えんたく"は、①問題提起→②センターテーブルメンバーによる議論→③「シェアタイム」(3人1組で議論)→④センターテーブルメンバーによる議論→⑤記録者による会議全体の振り返りという流れで行われる。

　シンポジウムなどの登壇型の形式では、論点提起から結論までを特定の登壇者が語り登壇者の想定した流れに沿って時間が進む。しかし"えんたく"では、センターテーブルメンバーだけではなく、オーディエンスも含む参加者全員が「良質な情報」を持ち寄り、その「良質な情報」に基づいた時間が進んでいくため、参加者全員が話題提供者の「困りごと」を「自分ごと」として考えることを促す。

　"えんたく"の流れの中で、③「シェアタイム」が"えんたく"の

個性を魅せる。「シェアタイム」は、3人1組で行われる。この3人1組というサイズがとても重要である。2人だと互いに遠慮・緊張して話が始まらない。3人だと不思議と自然に話がはじまる。そして次第に会話が弾み議論が深まる。3人組になるとサークルの中に話し手でもなく、聞き手でもない第三者が存在することで、自然な会話が始まり、「許された私語」が生まれるということが判ってきた。

　"えんたく"はフォーラムやシンポジウムのような一方的な空間ではなく、対話性が高いことから、オーディエンスも自由な発話がしやすくなる。そうすると、それぞれの関心が刺激され、「プチミラクル」が起こる。「プチミラクル」が起こると各人に内在する興味関心が刺激され、パッと空気感が変わる。この「プチミラクル」もまた"えんたく"でしか味わえない魅力のひとつである。「プチミラクル」が生ずるためには、「安心・安全な場」を創り出すが必要である。人の思考は、情報を踏まえて変化する。変化するかもしれない思考に基づいて発話することはとても躊躇される。そこで、変化するかもしれない途中の話し合いであることを意識する必要がある。"えんたく"の場で誰がどのような発話をしたかということは、その"えんたく"の空間におさめる必要がある。そのことによって、自由な発話・安全な発話が保障される。「安心・安全な場」で自由な発話・安全な発話が保障されることも"えんたく"の特長である。

4 「座組み」

　センターテーブルメンバーの人選を「座組み」というが、この「座組み」が"えんたく"を成功させる大きな鍵をにぎる。先述のとおり、センターテーブルには「困りごと」(テーマ) に関係する者が着席するが、既存のつながりだけではなく、関係する分野、これから関係し

てほしい分野からバランスよく人選することが望ましい。「困りご
と」に対する是非のスタンスではなく、「困りごと」をとりまく多様
な立場の関係者で構成されることが重要である。

　センターテーブルメンバーは、手持ちの資料は準備せず、問題提
起者が提起する「困りごと」に関して自分が知っている多様な情報、
事実やデータに基づいた知見（「Fact」）を話す。「事実だけ」を話すこ
とがポイントである。司会とセンターテーブルメンバーの「肉声」
のやりとりで進める。「座組み」がピタッとはまると、テンポの良
い「肉声」のやりとりが生じる。

5 ▶ 大麻 "えんたく"

　大麻 "えんたく" では「座組み」に、5名のセンターテーブルメン
バーを迎えた。当事者、学者、医療、芸能、文芸、国際と多様な分
野のステークホルダーで「座組み」を構成した。

　大麻 "えんたく" は、加藤武士氏（木津川ダルク・代表）の問題提起に

	センターテーブルメンバー
1	長吉秀夫 氏 ノンフィクション作家 / 舞台制作者
2	高樹沙耶 氏 石垣島のキャンピングロッジ「虹の豆」・オーナー
3	吉田智賀子 氏 Always Pure Organics（APO）アジア地域オペレーション・ディレクター
4	丸山泰弘 氏 立正大学 法学部・教授
5	正高佑志 氏 医師 / 一般社団法人 GREEN ZONE JAPAN・代表理事

より開幕した。加藤氏は、今まで海外に何度も足を運び大麻のことを勉強してきた経緯から、なぜ今まで罰せられなかった大麻使用罪を罰する必要があるのかと疑問に感じるようになったと問題を提起した。そして、自身が考えるよりよい薬物政策について言及し、日本の薬物政策における問題点を指摘した。加藤氏の「困りごと」を受けてセンターテーブルメンバーでの1週目の議論が行われた。

まず、長吉氏が、自らが大麻に関心を持つようになった経緯等を踏まえ大麻のもつ可能性について発言した。長吉氏は大麻ティーチイン第1回目の講師である。ティーチイン時の「有用な植物大麻」、「大麻禁止で困っている人たち」、「大麻の歴史」などの話とリンクさせ議論を始めた。

長吉氏の話の中で、大麻使用によって勾留されたり非難されたりする人がいることへの言及があった。関連して、高樹氏は、自らが逮捕された経験の中で感じた問題点を指摘した。高樹氏は、ティーチイン第8回目の講師である。高樹氏は、法律の規定とは異なる期間の勾留を経験したこと、自らが受けたメディアの報道について述べた。このような実体験にもとづくリアルな描写は「プチミラクル」を生む。そして「プチミラクル」は連鎖して相乗効果をもたらす。大麻"えんたく"では、高樹氏の体験の提供によって多くの参加者が引き込まれ"えんたく"の雰囲気が変わったように感じた。「プチミラクル」が起こったと感じた瞬間であった。

長吉氏による大麻のもつ可能性に関する発話や高樹氏による自らの経験談を聞き、吉田氏は、家族の経験を踏まえながら、国際的な観点からみた大麻政策の現状、大麻の可能性、日本の大麻政策の問題点について触れた。吉田氏の発言の内容に、身内が大病に罹患した時に大麻を使用すれば、もっと生活の質を上げられたのではないかと思うという内容があった。この発言によって、「プチミラクル」

の相乗効果が生じたと感じた。高樹氏の体験談、吉田氏の体験談は互いに作用しわたしたちの興味関心を大きく刺激したと感じた。

　吉田氏の話題に上がった大麻をとりまく国際的な情勢にかんがみ、丸山氏は、アメリカやポルトガルなど諸外国の政策について取り上げた。丸山氏は第2回ティーチインの講師である。ティーチインで学んだことにも触れながら、長吉氏、高樹氏、吉田氏の流れを踏まえ、学術的な観点から議論を深めた。

　さいごに、これまでのセンターテーブルメンバーの話を受け、正高氏は、医師としての経験をもとに医療用大麻について言及した。正高氏は第4回ティーチインの講師である。ティーチインに関連し、医学的な観点から、大麻は多くの病で苦しむ人々の生活を豊かにする可能性があることに言及した。大麻にそのような効能があるということは、あまり知られていない事実であり、参加者らの関心を刺激した。正高氏の発話は、これまでのセンターテーブルメンバーの発言の内容を捉えており、大麻"えんたく"を総括するような内容であった。

6 ▶ 発話内容

　本節では、センターテーブルメンバーの発話内容を整理する。

(0) 加藤武士氏

　「処罰を強くするのではなく、社会保障や教育を充実させていくことが薬物問題を小さくするということをこれまで学んできた。大麻の取締りを厳しくすることはデメリットの方が大きいのではないかと考える。『2020年世界薬物報告』によると、大麻依存者の数は大麻使用者全体の約10％とされている。これは大麻使用者全体の

一部である。日本ではシンナーやたばこなどを吸う若者は減っているのに対し大麻を使用する若者が増えていることから、大麻が問題視されるようになっている。家でインターネットやゲームにはまっていく若者、自殺する若者の問題もある。大麻が合法な国に比べ日本の若者の自殺者が多いこと、社会的な状況・精神疾患・薬物を使った事故などがどれくらいなのかということをきちんと調べたうえで薬物との向き合い方を考えていくことが大事ではないか。大麻を厳罰化するのではなく、購入方法の工夫や教育によって、使う人はいても問題は極力小さくし、薬物問題に対応していけるのではないか。薬物からの回復の半ばで自殺する人も存在する。これからの薬物政策は、薬物問題に対して自分たちに何ができるのかを考え、真に若者を守る政策であってほしい。大麻に関して行政なども含め様々な視点や関係を持つ人たちの意見も重要である。そういった意見が交流し薬物にどう向き合うのかを考えられる多様な社会になればと思う。」

(1) 長吉秀夫氏

「わたしが大麻に強い関心を持っている理由には、大麻を使用することで他の有害な薬物や違法な薬物から脱却することを知ったこと、医療大麻の裁判に関わったことなどが関係している。末期がんの患者さんが痛み止めとして大麻を使用して起訴された事件において、わたしは患者さんの支援をしていた。がんの薬を飲むと体はどんどん衰弱していくが、大麻を使用することによってがんの薬の量が半分に減り、食欲が出て、よく眠れるようになった。これはすごい効能であると感じた。それにも関わらず現在は医療用大麻も違法であり、それによって勾留され、社会的に避難される。手続きも含め大麻を取り巻く環境を改善しなければならないと考えるように

なった。医療用大麻は必要であり、恐れず理解をしてほしい。今まさに戦後初めて大麻と向き合って話をする場面に直面している。有識者会議などの場で、それぞれの立場で意思表明をして話し合うことが大切である。」

(2) 高樹沙耶氏

「2016年、医療大麻推進を掲げ参議院選挙に出馬したところ、大麻所持で逮捕された。通常、勾留は20日間であるが、わたしが逮捕された時、証拠隠滅のおそれを理由に3か月間勾留された。さらにその後3か月かけて裁判をすることとなった。あまりにも勾留期間が長いことをおかしいと思った。そして、報道のあり方にも疑問を感じた。逮捕時にたくさんのメディアが押しかけ逮捕時の映像を報じた。この報道の裏には、国家公務員の守秘義務違反があった。麻薬取締部がメディアに逮捕の情報を流出させたのである。メディアの報道は逮捕後もひどく、大麻（薬物）で逮捕されるスティグマ（烙印）の苦しみを、身をもって感じた。大麻の問題は、多くの国民の理解がなければますます解決が難しくなる。しかし、いまだにマスメディアの大麻（薬物）に関する報道には大きな問題がある。国家公務員の守秘義務違反の問題、大麻（薬物）で逮捕された人の報道のあり方、逮捕後の社会復帰に関して考える必要がある。今のままではリスクが大きすぎる。大麻の真実が知られていないというのが非常に残念である。インターネットやメディアよりも人と人とのコミュニケーションを強化して、スティグマの問題を伝えていければと思う。」

(3) 吉田智賀子氏

「日本の大麻に関する政策が世界の動向に逆行しているという実

感はある。国際社会では、医療用大麻の有用性が認められているほか、嗜好用大麻の合法化や非犯罪化が進んでいる。また、開発途上国の中には、医療・産業用として大麻栽培を合法化し、外貨取得や開発事業プロジェクトとして大麻を有効活用する方向に舵を切った国もある。例えば、パキスタンのように大麻が自生している国では、大麻樹脂等が闇取引されテロの資金に回るという構図がある。これを合法化することで、取締りの対象外となり、ブラックマーケットから消える。そして、法の執行機関の負担減少にもつながる。また、世界では、医療用大麻を使った患者さんやその家族がどんどんメディアに出るようになった。25年以上前の話であるが、私は家族を白血病で亡くした。当時、医療用大麻が使用できれば、もう少し彼の生活の質を上げることができたのではないかという思いもある。今までダメだとされてきた薬物が、医療や経済開発に役立つ可能性があることを否定してはならない。社会において、薬物に関する間違った認識が植え付けられてしまっていることが一番の問題ではないか。国連では、SDGsに則り、薬物政策に基づいた刑罰や社会的隔離から、健康や人権といった基本原理を重んじる方向に転換してきている。こうした国際的な動きが日本でも多く報じられるようになれば、世論も変わるのではないか。」

(4) 丸山泰弘氏

「アメリカにはドラッグコートという、薬物専門の裁判所がある。薬物からの回復プログラムを修了すれば、前科がつかないという仕組みになっている。これは、薬物をやめたくてもやめられない人への司法の関わりかたという観点から、日本の薬物政策よりはるかに漸進的なものである。この制度は治療的・福祉的であるが、薬物の末端使用者に対する根強い差別が存在する日本での実現は少々難し

い。また、ポルトガルは2001年に、ほぼすべての薬物を非犯罪化した。そして、薬物問題だけでなくその背後にある社会的な生きづらさをすべてサポートし、その人らしい生き方を全力でサポートするという方針をとっている。刑罰で薬物に対応する政策は、違反者を社会から排除するものである。そうではなく、アメリカやポルトガルのように、まずは使った人をサポートし、生きる希望が持てるような方法をとることが望ましい。世界的に、薬物問題を解決するために刑罰をもって戦うことは失敗であったと言われている。また、違法薬物に対する厳罰化派・非犯罪化派問わず、問題使用を減らしたいという思いは皆同じである。そのような経緯を踏まえると、日本で大麻使用罪を設けるという話や、薬物使用者を集中的に逮捕すること世界の動きと逆行している。薬物には偏見ではなくきちんとした証拠をもって対応するべきである。また、薬物を使うことは人権問題にもなりうるため薬物を使う人の生き方を否定するものではない。まして刑罰で対応するものではない。」

(5) 正高佑志氏

「カリフォルニアで両足が突っ張って動かない痙性麻痺という症状の患者さん出会った。医療用大麻を投与したところ突っ張って動かなかった足の筋肉のこわばりがとれて、痙攣の痛みがなくなった。リハビリも毎日できるようになった。わずか2週間ほどでどんどん歩けるようになった。また、てんかんの症状をもつ少女にCBDを投与する治療も行なった。それまでどんなに手を尽くしても1日に30～40回おきていた痙攣が完全に止まった。そのような状況に接して、嗜好用大麻には実際どれほどの健康被害があるのかということを考えるようになった。そこで、4000人にアンケート調査したところ、大麻を止めたくてもやめられない人、大麻使用障害に当て

はまるような人は調査対象者全体の1割弱であることが判明した。薬物に対し否定的な意見もあるが、治療のために積極的に使った方がいい患者さんもいるのではないかという考えに至った。1990年代、人間体内には『エンドカンナビノイド』という大麻類似の成分が存在し、心身のバランスを整える作用を司っていることが明らかになった。これが様々な要因で出づらくなっている人がいるのではないかという医学的な仮説もある。それがCBDやTHCの摂取によって緩和される可能性がある。これらを踏まえると、日本の薬物政策は科学的根拠に基づき決定されるべきである。」

7 閉会

　約3時間に及んだ大麻"えんたく"は盛会のうちに幕を閉じた。石塚伸一氏（龍谷大学・教授）が主催者を代表し、「今後、大麻を非犯罪化・刑罰化した欧米諸国による産業化が進み、アジアにおいても大麻産業に参画する国が増えるであろう。その結果、人々が大麻の有する効能や有害性をよく知らないまま大麻の需要が高まる一方で、日本においても適切な対策を講じなければ闇ルートで流入し、アンダーグラウンドで拡大するおそれがある。大人たちが子どもたちに教えていくことが重要である。私たちが大麻のことを学び、考えていくことが必要である。」と総括した。

8 おわりに

　加藤氏の問題提起に対して、センターテーブルメンバーから様々な知見（「Fact」）が提供された。国際的に大麻の有効性や可能性が注目されている中で、厳罰化を訴えるだけでは世界の流れに取り残さ

れるのではないかと感じた。一方で、今、日本において若者を中心とした大麻の乱用が問題視され、大麻使用の規制を新設しようとしていることの意味、意図にも目を向け、薬物政策のあり方について検討を続ける必要性があると感じた。大麻を医療に用いることで生活が豊かになる人、生きていく上で大麻の必要性を感じる人の思いに寄り添い、薬物に対する正しい向き合い方を教育の現場で伝えていくことの重要性を感じた。大麻“えんたく”は、これまで学校では教えてもらってこなかった大麻のことをたくさん知り、たくさんの課題すなわち「おみやげ」が提供された。

わたしたちは、これからも大麻をとりまく現実を知ること、日本での薬物政策の意味を学ぶことを継続する。大麻“えんたく”の「おみやげ」を引き続き今後の学びに活用したい。

ATA-netではこれまで、アディクションをはじめとするさまざまな問題を考えるために多数の“えんたく”を開催してきた。〈https://ata-net.jp/archives/category/topics〉

2016年よりわたしたちATA-netは“えんたく”の開発に着手し、社会に実装できるよう実践を続けてきた。5年の間に国内だけではなく海外においても“ENTAKU”を開催してきた。“えんたく”を活用することの手応えを感じつつある。

これからも、様々な観点から、日本をはじめ諸外国における薬物をとりまく最新の現状を知るために努め、日本における政策の意味を学び続ける。そして、ゆるやかに繋がった「仲間」たちと考えていきたい。引き続き“えんたく”を活用して「良質な情報」を収集し「良質情報」の発信をしていければと思う。

大麻使用は犯罪か？
大麻政策とダイバーシティ

2022 年 2 月 28 日　第 1 版第 1 刷発行

編　著	石塚伸一・加藤武士・長吉秀夫・正高佑志・松本俊彦
発 行 人	成澤壽信
発 行 所	株式会社現代人文社
	〒 160-0004　東京都新宿区四谷 2-10 ハッ橋ビル 7 階

	振 替	00130-3-52366
	電 話	03-5379-0307（代表）
	FAX	03-5379-5388
	E-Mail	henshu@genjin.jp（代表）
		hanbai@genjin.jp（販売）
	Web	http://www.genjin.jp

発 売 所	株式会社大学図書
印 刷 所	精文堂印刷株式会社
装　幀	Malpu Design（清水良洋）
装　画	Malpu Design（加藤京子）
本文デザイン	Malpu Design（高橋奈々）